大脑正能量

DANAOZHENGNENGLIANG

刘玉寒 编著

可以感知温度的科学 / 可以带来触动的科学 / 可以丰富色彩的科学 / 可以生发探索的科学

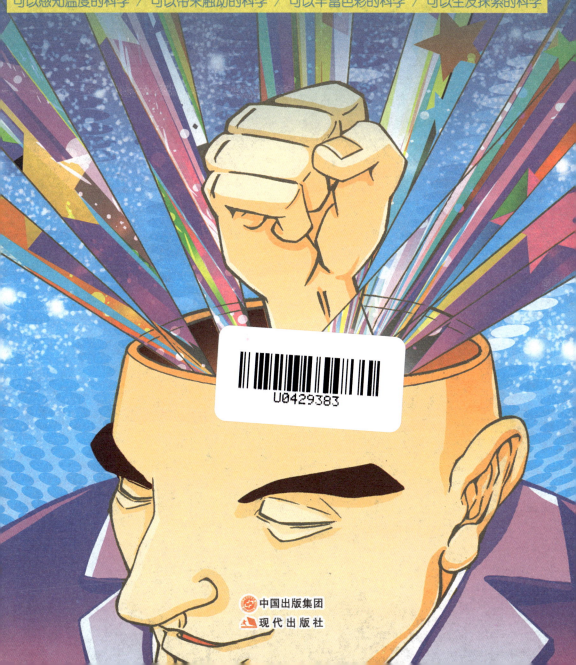

中国出版集团
现代出版社

BRAIN

探秘大脑的结构 /11
大脑的构造 /11
颞叶 /14
额叶 /14
枕叶 /15
灰质 /15
白质 /16
大脑皮质 /16
脑容量 /17
脑神经 /18
脑细胞 /20
左脑和右脑 /22
左撇子与右脑 /23
左撇子与大脑结构 /24
左撇子的特质 /24
左撇子更富于形象思维 /25
左撇子更敏捷 /26
左撇子的优势 /27
左撇子遗传吗 /27
脑电波 /28
脑与认知科学国家重点实验室 /30

目录

大脑的成长 /31

脑细胞的发育 /31
- 第一阶段 /31
- 第二阶段 /31
- 第三阶段 /32

大脑的起源——胎儿的成长 /32
出生后大脑的成长 /33
婴儿期的大脑最聪明 /34
男孩与女孩的大脑发育有区别吗 /36
- 男孩和女孩的大脑真的有差别吗 /36
- 男孩的大脑在子宫里的发育情况 /37
- 女孩的大脑在子宫里的发育情况 /38
- 男孩和女孩大脑发育的差异 /38
- 男孩和女孩的思维方式有不同吗 /38

挖掘大脑的潜能 /40
语言中枢 /41
运动控制 /41
情绪产生 /43
双手与大脑 /44

梦的名言　　/ 101

大脑的奇妙事　/ 102

大脑喜欢色彩　　/ 103
大脑集中精力最多只有25分钟　　/ 103
大脑需要燃料　　/ 104
大脑是电气化学活动的海洋　　/ 104
大脑喜欢问题　　/ 105
大脑和身体有它们各自的节奏周期　　/ 106
大脑和身体经常交流　　/ 106
大脑要氧气　　/ 107
大脑需要宽敞的环境　　/ 107
大脑喜欢整洁的空间　　/ 107
压力影响记忆　　/ 110
大脑如同肌肉　　/ 110
大脑爱吃菠菜　　/ 110
大脑喜欢运动　　/ 111
大脑爱听自言自语　　/ 111
大脑比眼睛快　　/ 111
两根香蕉可支撑大脑一天　　/ 112
频繁倒时差会损坏记忆　　/ 112
大脑难辨噪声中的来电　　/ 113
声乐和电子枪战游戏有益大脑　　/ 114
大脑有个"笑话中心"　　/ 114

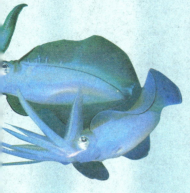

大脑对序列情有独钟 /114

大脑误会让人见打光喷嚏 /115

打哈欠让大脑变得清醒 /116

高度能让大脑产生幻觉 /116

令人惊异的动物大脑 /117

蚂蚁的大脑被寄生真菌操控 /117

海鞘吃自己的大脑 /117

巨型乌贼通过大脑进食 /118

海豚的大脑比人类的大 /118

三刺鱼的大脑男女不平等 /119

水蛭有32个大脑 /120

线虫的大脑虽小但很强大 /120

小黄蜂拥有昆虫界最小的神经系统 /120

鸦科动物的智慧令人惊异 /121

蜘蛛的大脑占身体的大部分 /122

啄木鸟的头骨中有气囊 /122

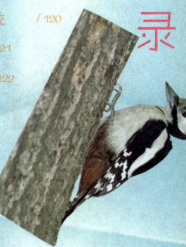

大脑健康百科 /123

影响大脑的五种因素 /123

用脑过度的信号 /124

损害大脑的十个不良习惯 /124

快走+打球：大脑会更聪明 /125

大脑保健食品 /126

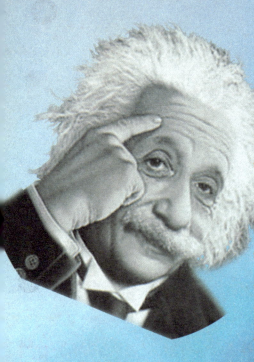

社会实践 /71
主观努力 /71
智商的概念 /71
智商的分类 /72
比率智商 /72
离差智商 /72
智商的测定 /73
不同智商人群的比例情况 /73
别迷信国家智商排行榜 /74
什么样的孩子应测智商 /74
智商的用途 /75
　　考试 /75
　　棋艺 /76
　　科研 /76
　　政治 /77
　　经济 /78
高智商名人 /79
　　William James Sidis IQ=265+ /79
　　维特根斯坦 IQ=230 /79
　　列奥纳多·达·芬奇 IQ=220 /80
　　歌德 IQ=210 /81
　　Nathan Leopold IQ=210 /81
　　Emanuel Swedenburg IQ=205 /82
　　莱布尼茨 IQ=205 /82

格劳秀斯 IQ=200　/83

亚里士多德 IQ=200+　/83

精密的大脑　/83

梦的解析　/86

梦因解析　/88

物理因素　/88

生理因素　/88

心理因素　/88

思虑致梦　/88

情感致梦　/89

性格致梦　/89

梦的原理　/90

信息运动原理　/90

触发端原理　/90

有意识原理　/91

梦的类型　/92

梦的新义　/94

梦与健康　/95

科学史上著名的梦　/97

苯　/97

生物学家洛伊　/98

元素周期律　/99

曲针的发明　/99

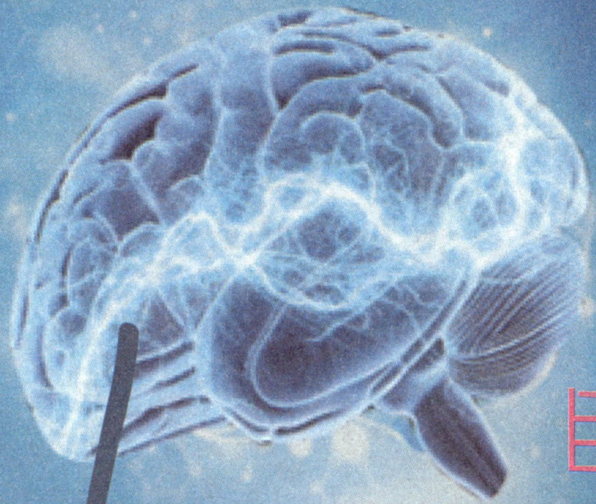

目录

DA NAO ZHENG NENG LIANG

da nao zheng neng liang　da nao zheng neng liang da nao

大脑的生理开发　/45
大脑的心理开发　/46
爱因斯坦大脑的秘密　/46

记忆去哪儿了　/47
　　什么是人的记忆　/47
　　大脑记忆　/48
　　记忆的作用　/49
　　记忆的分类　/50
　　记忆系统　/51
　　　　瞬时记忆　/51
　　　　短时记忆　/52
　　　　长时记忆　/53
　　记忆的潜力　/53
　　记忆大师　/55
　　记忆品质　/56
　　　　敏捷性　/56
　　　　持久性　/57
　　　　正确性　/58
　　　　备用性　/59
　　记忆的法则　/59
　　　　记忆与录音　/59
　　　　记忆与备忘录　/60

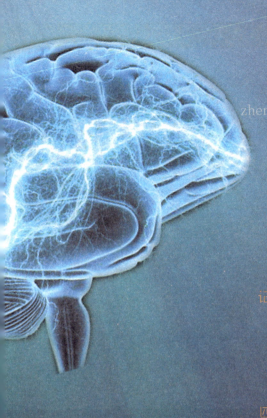

zheng neng liang

记忆与环境 /60
记忆与字典 /61
记忆与儿童读物 /61
记忆与讨论 /61
记忆与添注 /61

记忆的原理 /63
 编码 /63
 存储 /63
 检索 /64

四个记忆高潮 /64
增强记忆的方法 /64
世界记忆锦标赛 /67

大脑与智力 /68
 构成智力的因素 /69
  观察力 /69
  注意力 /69
  记忆力 /69
  思维力 /69
 智力的影响因素 /70
  遗传与营养 /70
  早期经验 /70
  教育与教学 /70

目录

大脑正能量

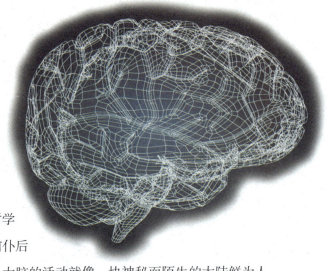

人类的大脑是自然界最伟大的奇迹之一。大脑是怎样工作的？大脑是不是人类智慧的最高体现？人类是如何感知这个世界的？人类独有的语言现象又是怎样产生和发展的？

数百年来，许多科学家和哲学家为了解答这些问题，进行了前仆后继的努力。在很长一段时间里，大脑的活动就像一块神秘而陌生的大陆鲜为人知。一代又一代的科学家，投身于开辟这块"新大陆"的工作中。正是由于他们的努力，这块神秘的"新大陆"才逐渐被人们认识。

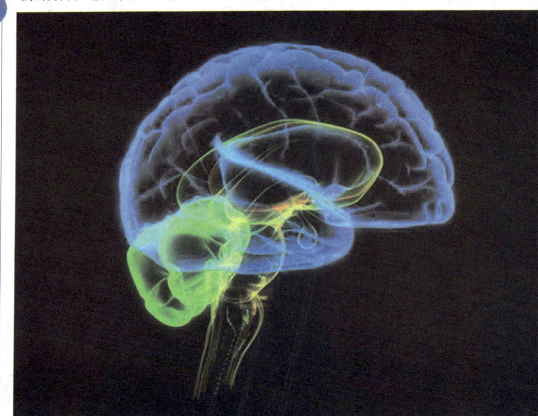

探秘大脑结构

脑是中枢神经系统的主要部分,位于颅腔内。低等脊椎动物的脑较简单。人和哺乳动物的脑特别发达,可分为大脑、小脑和脑干3部分。脑包括端脑、间脑、中脑、脑桥和延髓,分布着很多由神经细胞集中而成的神经核或神经中枢,并有大量上、下行的神经纤维束通过,连接大脑、小脑和脊髓,在形态上和功能上把中枢神经各部分联系为一个整体。脑各部内的腔隙称脑室,充满脑脊液。

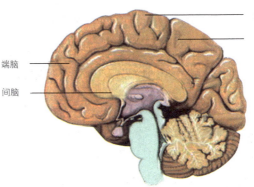

大脑的构造

大脑包括端脑和间脑,端脑包括左右大脑半球。端脑是脊椎动物脑的高级神经系统的主要部分,由左右两半球组成,在人类为脑的最大部分,是控制运动、产生感觉及实现高级脑功能的高级神经中枢。脊椎动物的端脑在胚胎时是神经管头端薄壁的膨起部分,以后发展成大脑两半球,主要包括大脑皮质、大脑髓质和基底核3个部分。大脑皮质是被覆在端脑表面的灰质,主要由神经元的胞体构成。皮质的深部由神经纤维形成的髓质或白质构成。髓质中又有灰质团块即基底核,纹状体是其中的主要部分。

端脑由约140亿个细胞构成,重约1400克,大脑皮层厚度约为2~3毫米,总面积约为2200平方厘米,据估计脑细胞每天要死亡10万个。一个人的脑储存信

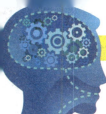

大脑正能量

息的容量相当于1万个藏书为1000万册的图书馆,以前的观点是最善于用脑的人脑使用率最高,但现代科学证明这种观点是错误的,人类对自己的脑使用率是100%,脑中并没有闲置的细胞。人脑中的主要成分是水,占80%。脑虽只占人体体重的2%,但耗氧量达全身耗氧量的25%,血流量占心脏输出血量的15%,一天内流经脑的血液为2000升。脑消耗的能量若用电功率表示大约相当于25瓦。

因为有80%是水,所以它就有些像豆腐。但是它不是方的,而是圆的;也不是白的而是淡粉色的。

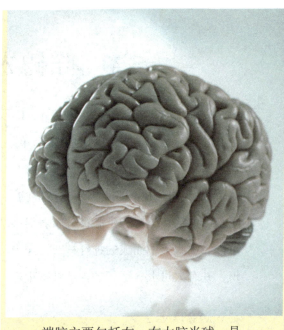

端脑主要包括左、右大脑半球,是中枢神经系统的最高级部分。人类的大脑是在长期进化过程中发展起来的思维和意识的器官。左、右大脑半球由胼胝体相连。半球内的腔隙称为侧脑室,它们借室间孔与第三脑室相通。每个半球有3个面,即膨隆的背外侧面,垂直的内侧面和凹凸不平的底面。背外侧面与内侧面以上缘为界,背外侧面与底面以下缘为界。半球表面凹凸不平,布满深浅不同的沟和裂,沟裂之间的隆起称为脑回。背外侧面的主要沟裂有:中央沟从上缘近中点斜向前下方;大脑外侧裂起自半球底面,转至外侧面由前下方斜向后上方。在半球的内侧面有顶枕裂从

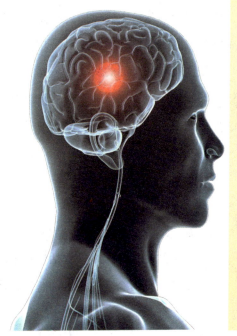

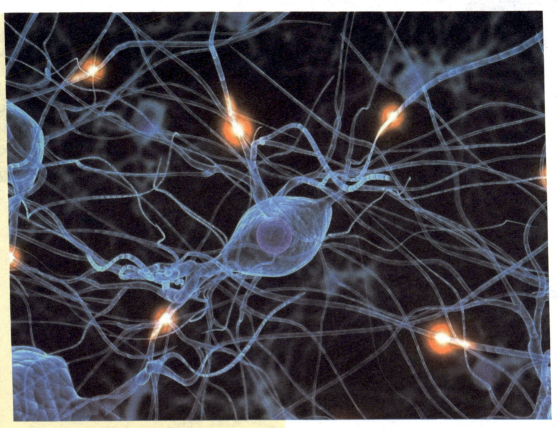

后上方斜向前下方;距状裂由后部向前连顶枕裂,向后达枕极附近。这些沟裂将大脑半球分为5个叶:即中央沟以前、外侧裂以上的额叶;外侧裂以下的颞叶;顶枕裂后方的枕叶;外侧裂上方、中央沟与顶枕裂之间的顶叶;以及深藏在外侧裂里的脑岛。另外,以中央沟为界,在中央沟与中央前沟之间为中央前回;中央沟与中央后沟之间为中央后回。

大脑的断面分为白质与灰白质。端脑的灰白质是指表层的数厘米厚的称为大脑皮质的一层,大脑皮质是神经细胞聚集的部分,具有6层的构造,含有复杂的回路,是思考等活动的中枢。相对大脑皮质白质又称为大脑髓质。

间脑由丘脑与下丘脑构成。丘脑与大脑皮质、脑干、小脑、脊髓等联络,负责感觉的中继、控制运动等。下丘脑与保持身体恒常性、控制自主神经系统、感情等相关。

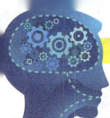

大脑正能量

颞叶

颞叶位于外侧裂下方,由颞上沟和颞下沟分为颞上回、颞中回、颞下回。隐在外侧裂内的是颞横回。在颞叶的侧面和底面,在颞下沟和侧副裂间为梭状回,侧副裂与海马裂之间为海马回,围绕海马裂前端的钩状部分称为海马钩回。负责处理听觉信息,也与记忆和情感有关。

额叶

额叶是大脑发育中最高级的部分,它包括初级运动区、前运动区和前额叶。位于中央沟以前。在中央沟和中央前沟之间为中央前回。在其前方有额上沟和额下沟,被两沟相间的是额上回、额中回和额下回。额下回的后部有外侧裂的升支和水平分支分为眶部、三角部和盖部。额叶前端为额极。额叶底面有眶沟界出的直回和眶回,其最内方的深沟为嗅束沟,容纳嗅束和嗅球。嗅束向后分为内侧和外侧嗅纹,其分叉界出的三角区称为嗅三角,也称为前穿质,前部脑底动脉环的许多穿支血管由此入脑。在额叶的内侧面,中央前、后回延续的部分,称为旁中央小叶。负责思维、演算,与个体的需求和情感相关。

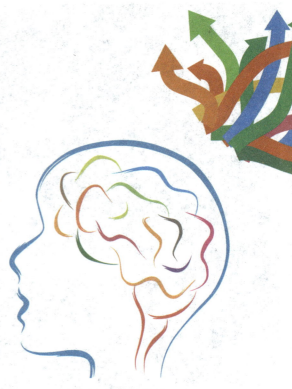

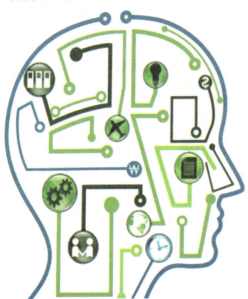

枕叶 >

枕叶是大脑皮层的一个区域。其已知的主要功能包括处理视觉信息，例如初级视皮层V1就位于枕叶。枕叶位于半球后部，在枕顶沟的后方；在外侧面很小，沟回不定；顶叶与颞叶之后，在小脑之上大脑后端的部分，称为枕叶。

枕叶主要负责视觉处理。视觉信息从视网膜光感受器到大脑枕叶视中枢的传导途径称为视路。枕叶为视觉皮质中枢，枕叶病损时不仅发生视觉障碍，并且出现记忆缺陷和运动知觉障碍等症状，但以视觉症状为主。

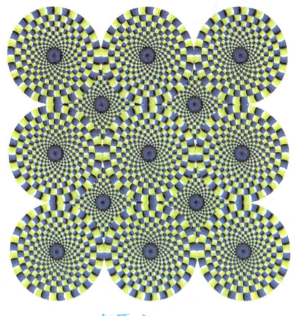

灰质 >

覆盖在大脑半球表面的一层灰质称为大脑皮层，是神经元胞体集中的地方。这些神经元在皮层中的分布具有严格的层次，大脑半球内侧面的古皮层分化较简单，一般只有3层：①分子层；②锥体细胞层；③多形细胞层。在大脑半球外侧面的新皮层则分化程度较高，共有6层：①分子层（又称带状层）；②外颗粒层；③外锥体细胞层；④内颗粒层；⑤内锥体细胞层（又称节细胞层）；⑥多形细胞层。

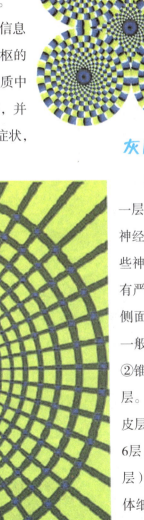

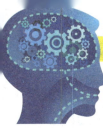

大脑正能量

白质 >

白质是中枢神经系统中主要的3个组成元素之一。在中枢部，由神经元的轴突或长树突集聚而成。它不含胞体只有神经纤维。白质内又有各种不同功能的神经束。小脑灰质在外部，白质在内部。而在脊髓中，灰质在内部，白质包围在灰质外面。

白质由被髓鞘包覆着的神经轴突组成，控制着神经元共享的讯号，协调脑区之间的正常运作。人类到了约20岁时，白质才会在不同脑区逐渐发育完全，而其生长的时机与成熟程度，会影响到学习、自我控制与精神疾病，例如精神分裂、自闭症与病态性说谎，青少年的"年少轻狂"的原因之一也是由于白质未发育完全。

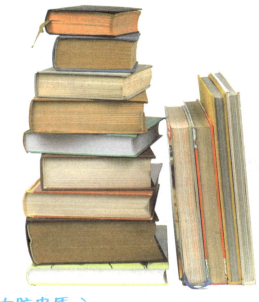

大脑皮质 >

大脑皮质是大脑的表层，由灰质构成，其厚度约为1~4 mm，其下方大部分则由白质构成。大脑中间有一裂沟，由前至后将大脑分为左右两个半球，称为大脑半球。两个半球之间，由胼胝体连接在一起，使两半球的神经传导得以互通。

大脑皮质的主要功能就是交换产出样本，样本点亮丘脑的丘觉产生意识。大脑皮质有着极其强悍的样本操作功能，包括样本的分析、存储、产出，这都是通过交换

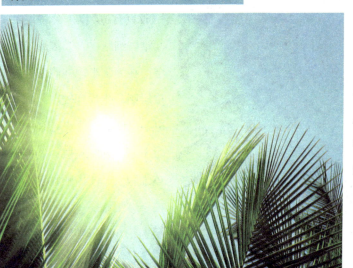

实现的。大脑皮质不同的脑叶或功能区参与不同的功能系统,每个功能系统的脑叶或功能区都能独立交换产出样本,进而点亮丘觉产生多个独立的意识。各个意识相互作用导致心理活动。

脑容量

脑容量也称"颅容量"。即颅腔的容量,以毫升为单位。其测定方法:用细小的颗粒如细沙或芥菜籽等作填充物,装满整个颅腔;然后把填充物取出,用量杯测得其数值。测定时所用的填充物颗粒愈小,则测得的数值愈为准确。

人在母体内颅腔不能完全发育,所以孩子生下来颅骨卡在后脑勺,而额头那里是空的,孩子的颅骨愈合得越早,脑容量也就越小,颅骨——脑颅与面颅,人的脑颅,因脑的高度发育,容积比面颅大,而所有其他动物界的代表动物,面颅都比脑颅大。从颅腔的容积上看,人的颅腔容积可达1500ml左右,而类人猿仅为400~500ml,爪哇猿人约为900ml。拉什顿的研究共用了4种方法来测量3个不同种族人的脑容量,磁共振影像、验尸时检测脑重量、内分泌脑颅容积以及外部头颅测量,3个种族脑容量的体积分别是:黄种人(1364cm³)、白人(1347cm³)、黑人(1267cm³)。

1891-1892年荷兰军医杜布瓦在爪哇岛(印度尼西亚)的特里尼尔村附近发现了人类化石。当时发现的人类化石有头盖骨、下颌骨和大腿骨等。根据这个头盖骨估计出的脑量只有900毫升,比现代正常人的脑子小得多,却比猿脑大。

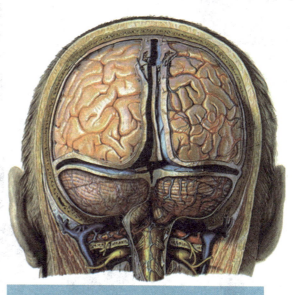

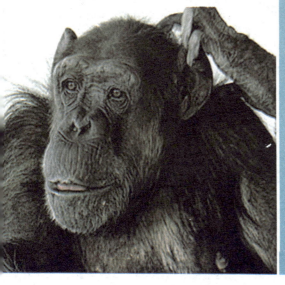

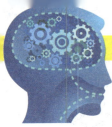

大脑正能量

脑神经

脑神经亦称颅神经。从脑发出左右成对的神经。共12对，其排列顺序通常用罗马数字顺序表示。依次为嗅神经、视神经、动眼神经、滑车神经、三叉神经、展神经、面神经、位听神经、舌咽

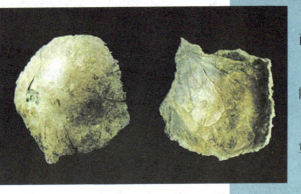

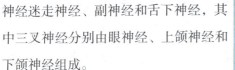

神经迷走神经、副神经和舌下神经，其中三叉神经分别由眼神经、上颌神经和下颌神经组成。

这些神经主要分布于头面部，其中迷走神经还分布到胸腹腔内脏器官。

各脑神经所含的纤维成分不同。按所含主要纤维的成分和功能的不同，可把脑神经分为3类：

1.感觉神经，包括嗅、视和位听神经；

2.运动神经，包括动眼、滑车、展、副下神经；

3.混合神经，包括三叉、面、舌咽和迷走神经。

每对脑神经的主要生理功能：

第一对叫作嗅神经，主要负责鼻子的嗅觉。

第二对叫作视神经，主管眼睛的视物功能。

第三对动眼神经，主管眼球向上、向下、向内等方向的运动和上睑上提及瞳孔的缩小。

第四对滑车神经，主管眼球向外下方的运动。

第五对三叉神经，此神经分为两部分，较大的一部分负责面部的痛、温、触等感觉；较小的一部分主管吃东西时的咀嚼动作。

大的感觉神经又分为3支：

第一支叫作眼支,主要负责眼裂以上之皮肤、黏膜的感觉,如额部皮肤、睑结膜、角膜等处的感觉。

第二支叫作上颌支,主管眼、口之间的皮肤、黏膜之感觉,如颊部、上颌部皮肤、鼻腔黏膜、口腔黏膜上部及上牙的感觉。

第三支叫做下颌支,主管口以下的皮肤、黏膜之感觉,如下颌部皮肤、口腔黏膜下部及下牙的感觉。

第六对外展神经,主管眼球向外方向的运动。

第七对面神经,主管面部表情肌的运动,此外还主管一部分唾液腺的分泌

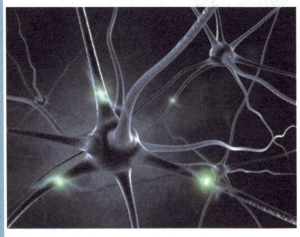

以及舌前2/3的味觉感觉。

第八对颅神经,由两部分组成,一部分叫作听神经,主管耳对声音的感受。另一部分叫作前庭神经,其主要作用是保持人体的平衡。

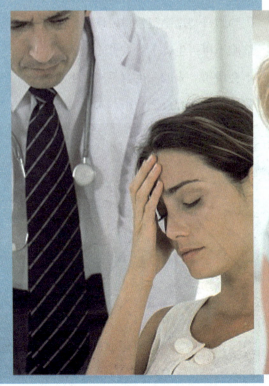
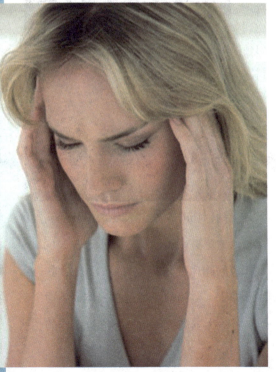

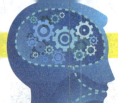

大脑正能量

第九对舌咽神经，主管咽喉部黏膜的感觉，一部分唾液腺的分泌和舌喉1/3的味觉，亦与第十对迷走神经一起主管咽喉部肌肉的运动。

第十对迷走神经，除与第九对舌咽神经一起主管咽喉部肌肉的运动外，还负责心脏、血管、胃肠道平滑肌的运动。

第十一对副神经，主要负责转颈、耸肩等运动。

第十二对舌下神经，主管舌肌运动。

以上就是人体十二对颅神经的名称和它们的主要功能。当任何一个颅神经

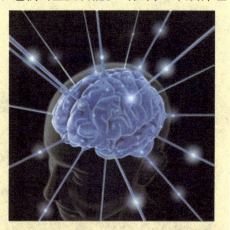

受到损伤时，就会表现出该神经支配区域的感觉或运动功能障碍，并表现出相应的临床症状。此外，还应强调一点，即十二对颅神经都是在人体最高司令部——大脑的统一指挥下进行工作的，从而保证了它们的工作能各尽其能而又有条不紊。

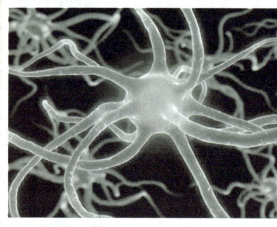

脑细胞 >

脑细胞，构成脑的多种细胞的通称，主要包括神经元和神经胶质细胞。骨骼、肝脏、肌肉等其他器官或组织损伤后可因细胞分裂增殖很快得以恢复，唯独脑细胞不可再生，一旦发育完成后，再也不会增殖。人的一生就只有出生时那个数目的脑细胞可供利用，大约140亿个。

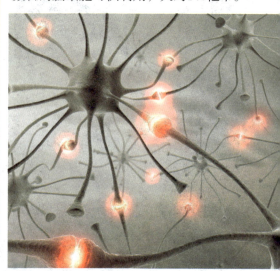

脑细胞处在一种连续不断地死亡且永不复生增殖的过程，死一个就少一个，直至消亡殆尽。这是一种程序性死亡，也叫凋亡。人到20岁之后，脑细胞就开始以每天10万个速度递减，许多年来，人们一直认为大脑只开发了10%左右，这种谬论统治了人类将近100年，最近的磁共振显示，人类大脑的每个地方都是高效利用的，大脑开发率高达100%，并不存在所谓的沉睡、闲置细胞。

脑细胞是高度分化细胞，因此不可分裂。但是，现代科学已经发现，神经细胞可以由神经干细胞分化再生，这个过程叫作"神经发生"，但是，这个神经发生只局限在海马和嗅球两个区域。科学家发现，成年大鼠每天可产生上千个脑细胞，人类以及其他灵长类动物每天生产细胞数量还要少于这个数字。但是，这些新生脑细胞大部分都会死亡，且无法弥补死亡的细胞。

因此，人类脑细胞仍然是处于一个不断减少的过程。这个过程持续终身，25岁左右开始对正常生活产生影响，27岁开始所有能力走下坡路。到了80岁，脑细胞减少了一半左右，这已经被科学证明。另外，核磁成像告诉我们大脑的总体积从18岁就开始减少，在18~60岁的几年中，大脑灰质逐渐减少，白质45岁之前缓慢增加，之后减少。

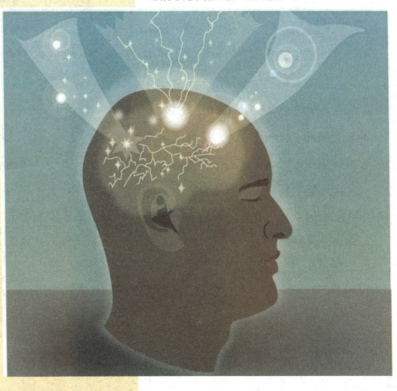

大脑正能量

左脑和右脑

大脑就是你自己的智囊。科学研究证明，大脑分为左半球和右半球。左半球是管人的右边的一切活动的，一般左脑具有语言、概念、数字、分析、逻辑推理等功能；右半球是人左边的一切活动的，右脑具有音乐、绘画、空间几何、想象、综合等功能。

人的左右半脑是不平衡发展的，统计显示，绝大多数人是左脑发达（其中大约一半的人比较均衡一些）。全球有10%的人是左撇子，即右脑比较发达。而左右脑的发育程度不同，隐含了你的很多特质和天赋的秘密。

理解数学和语言的脑细胞集中在左半球；发挥情感、欣赏艺术的脑细胞集中在右半球。

右半脑发达的人：因为右脑是祖脑，左脑是右脑的分机，所以在知觉、想象力方面有可能更强一些；思索问题以及处理事情反应方面有可能更快一些；而且知觉、空间感和把握全局的能力都有可能更强一些。在各种动作上相对更敏捷一些。

1. 右脑最重要的贡献是创造性思维。右脑不拘泥于局部的分析，而是统观全局，以大胆猜测跳跃式地前进。在有些人身上，直觉思维甚至变成一种先知能力，使他们能预知未来的变化，事先作出重大决策。

2. 更善于判断各种关系和因果。

3. 做事小心、耐心、细心认真；交友谨慎；爱好学习感性知识和事物。

4. 多用右脑比用左脑好，右脑进化了也会促进左脑的进化。

左半脑发达的人：左脑的记忆回路

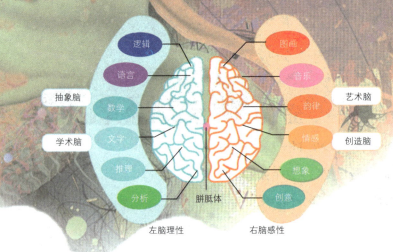

左脑理性　　　右脑感性

是低速记忆，而右脑的是高速记忆，左脑记忆是一种"劣根记忆"，右脑记忆则让人惊叹，它有"过目不忘"的本事。处理简单的语言问题时人们左脑相对活跃；左脑发达的人处理事情比较有逻辑、有条理。

1. 左脑发达在社交场合比较活跃，善于判断各种关系和因果。

2. 左脑发达善于统计，方向感强。

3. 左脑发达善于组织。

4. 左脑发达善于做技术类、抽象的工作（如电脑编程）。

男性是根据右脑和左脑各自不同的分工来使用大脑的；相比之下，女性却可以同时使用左脑和右脑。

男性和女性大脑的最大区别主要是大脑皮层的构造不同。女性大脑的沟通交流能力特别发达，她们细致、敏感，能够通过察言观色来了解对方的心理，直觉也很灵敏。从构造上看，女性左右脑的脑梁部分粗于男性，因此左右脑可以顺利地同时使用。

多数男性方向感天生就比女性强。

左撇子与右脑

"左撇子"真的更聪明？从现象上看，左撇子最显著的特点自然是偏用左手了。在大多数人用右手的世界里，这显得分外出格。

在无意识状态下随手涂画，画人物或动物的侧面像，左撇子画出来的面朝右。画房屋立体图，房身向右延伸。顺

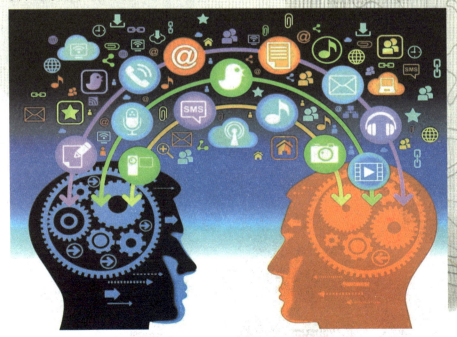

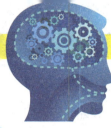

大脑正能量

手打个叉再画个圈，左撇子多逆时针行笔。右撇子画法往往正好相反。

有些研究说，左撇子在水下视觉调节功能更强。也有些研究报告认为，左撇子的青春期比右撇子平均晚4~5个月。有些人发现，左撇子手的构造与右撇子有所不同。一项研究显示，左撇子中无名指比示指长的人的比例远较一般人多，也更长一些。内在原因是什么，仍是一个谜。

引人注意的是，人口中占绝对少数的左撇子，在社会政治经济生活中的能量却大得惊人。当人们惊奇于美国20世纪末连续多任左撇子总统当政，当人们惊奇地看到比尔·盖茨把微软的小旗插遍世界，当人们惊奇地感受到宫本茂掀起的任天堂游戏软件旋风时，人们不能不问：这与左撇子本身的特点有什么关系？

• 左撇子与大脑结构

和一般动物不同，人类的大脑除了具有直接或间接调节与控制身体各个器官、系统的生理活动的功能外，更成为思维和语言的器官，使人类超越一般动物的范畴，能在生产劳动中组成社会。在这个意义上说，人与一般动物的不同正是在于脑的结构的不同。

人类的大脑由大脑纵裂分成左、右两个大脑半球，奇妙之处在于两半球分工不同。左半球支配右半身的活动，具有处理语言、进行抽象思维、逻辑推理、数字运算及分析等功能；右半球则支配左半身的活动，主司节奏、想象、总体形象、空间概念、音乐等。

大脑两半球经胼胝体，即连接两半球的横向神经纤维相连。胼胝体负责大脑两半球之间的神经信息传导。左撇子偏得的是，他们的胼胝体更发达。

人们肢体运动的偏向，自然刺激相应半球的大脑发达，从而对人的能力产生明显影响。左撇子多用左肢，右半脑接受的刺激相对多一些，使左撇子带有右脑思维的倾向。

• 左撇子的特质

右脑具备的空间和形象认识能力，即形象

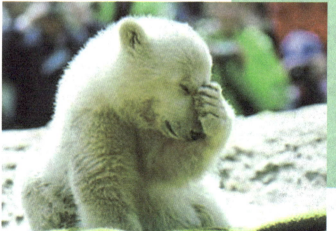

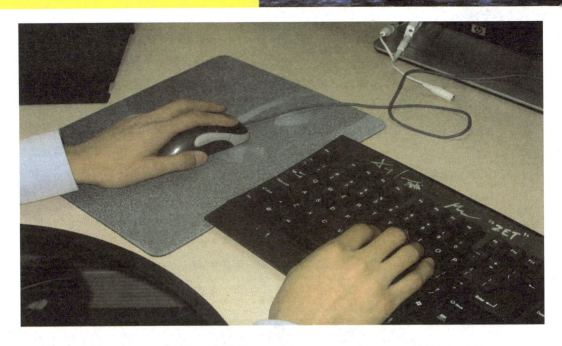

思维能力，使右脑处于大脑感知世界的前沿，具有更强的知觉。作为物理学家的爱因斯坦，好像左半脑应特别发达，而深入研究发现，他在学校时法语过不了关，反而他爱好的活动有拉小提琴、画画、驾帆船和想象游戏。

所以相对而言，左撇子的知觉、空间感和把握全局的能力都可能更强一些。胼胝体发达，也使左撇子动作上相对更敏捷。这一切在许多卓越的左撇子身上得到充分体现。

- 左撇子更富于形象思维

左撇子的空间想象能力更强一些，很像建筑师的工作，在二维的平面上设计三维的物体和建筑。事实上左撇子在这些领域也常表现得更为优秀。1982年在日本和美国作的一项统计表明，左撇子成长为艺术家、建筑师的比例要比右手的人高。

最典型的事例是，意大利文艺复兴的三杰——达·芬奇、米开朗基罗和拉斐尔，

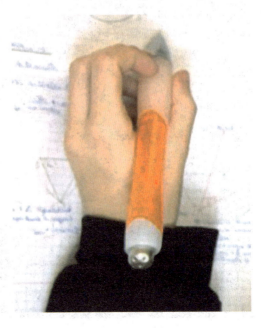

大脑正能量

近代电子游戏制作大师宫本茂都是左撇子。古罗马圣彼得教堂圆顶上的壁画与跳跃在电脑屏幕上的马里奥,原来是一脉相承。

左撇子在概念化及规划竞选活动上特别杰出,所以历史上运筹帷幄的军事家转战政坛多有例可循。拿破仑、丘吉尔、鲍威尔这些左手将军弃甲从政,成绩斐然。

左撇子的敏捷则成为体坛永久的话题。一般来说,对于不需要进行面对面搏斗的运动,如游泳、田径、射击等,左撇子运动员占的比例较其在人口中的比例并不高。然而,对于那些使选手在比赛中靠得更近的面对面搏击项目,如击剑、乒乓球、篮球等,左撇子运动员比例远远高于左撇子在人口中的比例。在最典型的搏斗项目击剑中,1979—1993年间进入世界锦标赛1/4决赛的选手中,一半的男选手和1/3的女选手是左撇子。一种解释是,由于专长于感知空间和知觉功能的右脑指

- 左撇子更敏捷

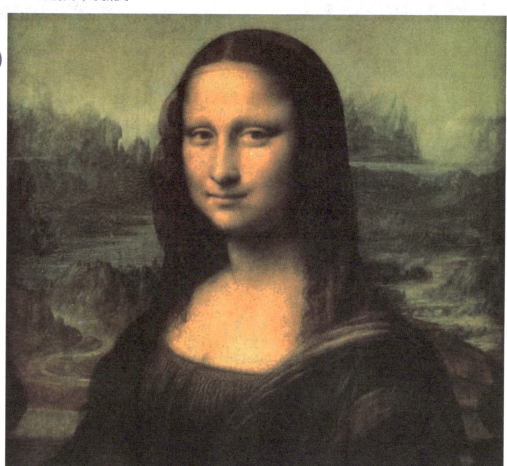

挥左手，使左撇子的运动方式更易于发挥视、空间感知功能，出手快、准、狠。从神经传输的速度看，由"看"到"动"，右撇子走的是"大脑右半球—大脑左半球—右手"的路线，而左撇子的路线是"大脑右半球—左手"。

可见在神经传输的过程中，左撇子走了一条捷径。大脑通过中枢神经传递信息到身体的左侧比传递到右侧要快0.015秒，这使左撇子的动作更敏捷。

• 左撇子的优势

具体到个人，如果你的孩子明确显现出了左利手的倾向，他也不一定"右脑"发达，就一定适合从事那些所谓的艺术家、

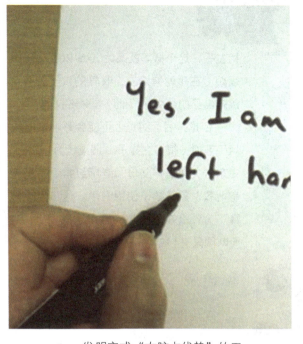

发明家或"右脑占优势"的工作。这不难理解，想想看，一个人的行为习惯特点，甚至包括他的优势脑半球的分布，都和他的智力、天赋、环境因素密切相关，是综合因素共同作用的结果，恐怕很难仅仅用"优势手"这一项作判断。

• 左撇子遗传吗

左撇子基本上都是天生的，遗传基因确实起了相当的作用。有数据表明，父母有一方惯用左手，子女出现惯用左手的概率为17%，如双亲都惯

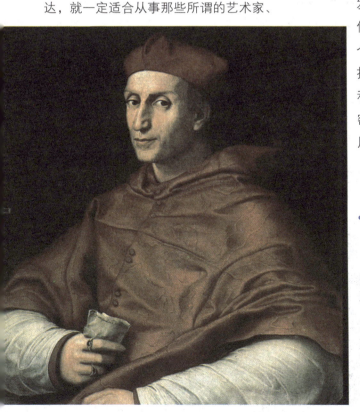

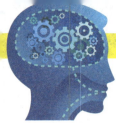

大脑正能量

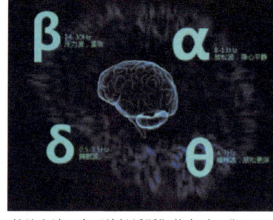

用左手，这个概率就高达50%以上。研究表明，在手的偏好上，收养的孩子更有可能随自己的亲生父母而不是领养父母。

但是，后天纠正也可能会影响孩子的用手习惯。很多左撇子的适应能力也很强，在东方文化里，父母和老师经常会有意无意地教左撇子孩子使用右手。这可能也解释了为什么在美国10%的人用左手写字，而韩国只有1%。

脑电波

现代科学研究已经知道，人脑工作时会产生自己的脑电波，可用电子扫描仪检测出，至少有4个重要的波段。经过研究证实大脑至少有4个不同的脑电波。

1. "α"（阿尔法）脑电波，其频率为8~12Hz（赫兹）。

当你或我的大脑处于完全放松的精神状态下，或是在心神专注的时候出现的脑电波。在"放松活跃"状态时，我们能更快更有效地吸收信息。那是我们通常作某种沉思或倾听令人放松的音乐所取得的状态。当代一些流行的"快速学习"技巧，就是基于"巴洛克"音乐背景下的训练方法。就是许多巴洛克音乐作品的速度（即每分钟60~70拍），与大脑处于"放松性警觉"状态下"波长"是相似的。如果在那种音乐的伴奏下有人将信息读给你听，这信息就"飘进了你的潜意识"。

但是，对音乐的学习作用也不能走极端，其实道理十分简单。你在学习中使用音乐就会发现，如果你同时想收到4个音乐台，

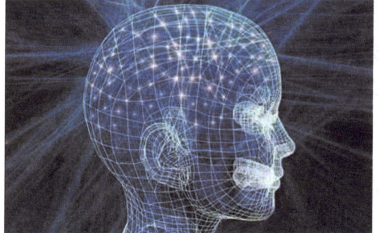

那这时的收音机是不可能发出任何有意义的音乐来的，而是杂乱无章的怪音。总是轻轻松松地开始，有效清理你的思想，使你的潜意识能接收条理清晰和有价值的信息，并将它们存储进大脑中正确的"仓库"之中。

2."β"（贝塔）脑电波，其频率为14~100Hz。

这种脑电波反映的是人类在一种通常的、日常的清醒状态下的脑电波情况。它是一般清醒状态下大脑的搏动状况，在这种状态下，你和我就会出现逻辑思维、分析以及有意识的活动。当你睁着双眼，目光盯着这个世界的一切事物，或者你在执行专门任务，比如解决问题和谈话。你头脑警觉、注意力集中、行动有效。但可能还有点情绪波动或焦虑不安，这就是典型的β脑波状态的人有时的反应，可出现烦恼、气愤、恐惧、恼火、紧张以及兴奋状态。

有的神经科学家进一步将脑波分成不同等级。有12~16Hz、高波(16~32Hz)、K复合波（33~35Hz）以及超高级β波（35~150Hz）。K复合波仅仅呈短期、进发式出现，在此情况下你可能会找到高创造力与洞察力的焦点。出现超高级β波时，你会有种超脱体外的感觉。

3."θ"（西塔）脑电波，其频率4~8Hz。

这个阶段的脑电波为人的睡眠的初期阶段。即当你开始感觉睡意朦胧时——介于全醒与全睡之间的过渡区域——你的脑电波就变成以4~8Hz的速度运动。

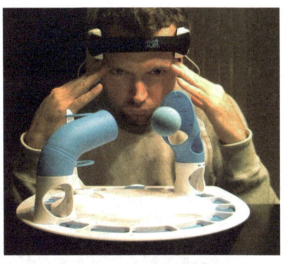

4."δ"（得尔塔）脑电波，其频率为0.5~4Hz。

它为人的深度睡眠阶段的脑电波。当你完全进入深睡时，你的大脑就以0.5~4Hz的频率运动，即δ波。你的呼吸深入、心跳慢、血压和体温下降。

你可能会问：以上这4种脑电波对学习和记忆有什么影响吗？美国快速学习先驱韦伯指出："β波——很快的脑电波——对我们度过白天很有好处，但

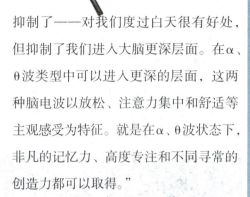

抑制了——对我们度过白天很有好处，但抑制了我们进入大脑更深层面。在α、θ波类型中可以进入更深的层面，这两种脑电波以放松、注意力集中和舒适等主观感受为特征。就是在α、θ波状态下，非凡的记忆力、高度专注和不同寻常的创造力都可以取得。"

脑与认知科学国家重点实验室

脑与认知科学国家重点实验室依托于中国科学院生物物理研究所，实验室于2005年3月获得科技部正式批准进入建设期；2006年，实验室首次参加全国生命科学领域重点实验室的评估，被评为"优秀"；2007年9月通过建设期验收。

主要研究方向和目标：视觉信息及视觉系统的脑功能区成像。主要研究目标概括成"3P"规划：P1：形成共同的研究计划（Project）：集中研究当代知觉研究的根本问题即 什么是知觉信息的基本表达。P2：建设共同的实验环境平台（Platform）：以脑功能成像方法为核心，从分子遗传、细胞生理、功能成像到心理行为的大跨度学科研究的脑与认知科学实验环境。P3：创立新的原则（Principle）：就当代知觉研究的重大问题—特征捆绑问题、知觉进化问题，创立新原则（或新学说），同时我们强调"3P"规划的实现将和临床医学基础研究密切结合。在今后的研究中，将特别注重"3P"规划的基础研究和（1）认知功能障碍（如老年痴呆）的诊治；（2）眼和视觉系统疾病的诊治；（3）脑术前设计和术后评估等临床医学基础问题相结合。

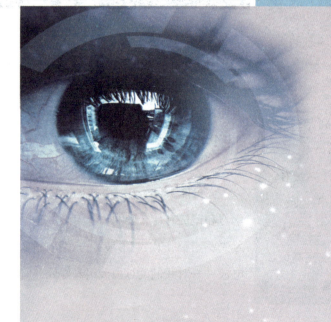

DA NAO ZHENG NENG LIANG

大脑的成长

脑细胞的发育 >

- 第一阶段

脑细胞增殖高峰阶段，3~6个月是胎儿脑细胞增殖的第一个高峰，这个阶段胎儿的脑细胞以平均每分钟25万个的增长速度急剧增加，到出生时脑细胞生长发育好的优生儿会有1000亿个脑神经细胞。孩子的脑神经细胞只能在子宫里生长，出生后不可能增加，错过这个机会再补充任何营养素也无作用。

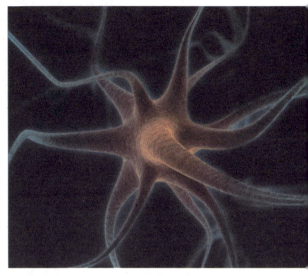

- 第二阶段

胎儿7个月到出生——是脑细胞生长发育的第二阶段，这个阶段脑细胞持续增加，细胞体积增大，树突分枝增加，突触开始形成。第二阶段是脑细胞数量在子宫里最后一次增加的时期，一旦错过将终生脑细胞数量不足，同时脑细胞质量等级也主要由这个阶段决定，特别是脑的反应速度、记忆力、思维能力、智商，优生可没有追赶式，一旦孩子出生，脑细胞质量终生难以改变，妈妈要避免给孩子造成终生难以弥补的遗憾！

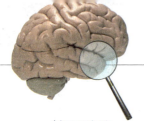

大脑正能量

- 第三阶段

孩子出生后1年内是脑细胞增大的最后一个高峰。这个阶段脑神经细胞体持续增大,神经胶质细胞迅速分裂增殖,神经细胞组成整个身体传送信息的神经通道,就像传送电讯号的电路一样。

大脑的起源——胎儿的成长

人脑有1000亿个神经元或神经细胞和1万亿个支持细胞或叫神经节细胞。神经节细胞为神经元提供养分。神经元相互连接,形成了1000万亿个接合点,这些接合点称为"突触"。它们从怀孕期间大脑初始形成开始,就不断地生长发育。

尽管人脑结构复杂,可发育十分迅速,人脑发育起源于卵子受精后1周内。受精卵不断分裂,一部分形成大脑,其余的则形成神经系统。在母亲尚未注意其月经推迟时,胚胎的大脑已形成了3部分。

例如,卵子受精后3天胚胎就已经由至少30个细胞组成了,5天后这些细胞已在子宫着床了。1周后,外胚层膜、神经系统和感觉器官开始形成。到第3周,外胚层看上去开始像皮肤了,胸也出现了明显的膨起。

在怀孕不到1个月的时候,整个胚胎看似一条小鱼,尾部凸起呈包头样,很像句子中的逗号。大脑中明显形成了两条沟,一条隔开了前脑和中脑,另一条隔开了中脑和后脑。直到这时,妈妈才发觉自己怀孕了。

孕期第5周,细胞大量分裂,形成大脑半球,半球然后迅速增大、生长。

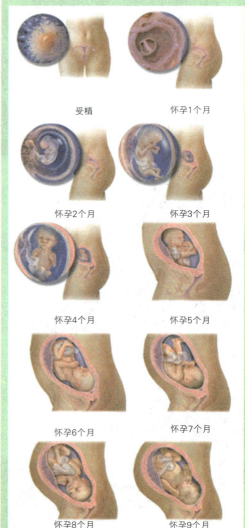

大脑皮质的发育在胚胎发展过程中是最为奇特的。

孕期第7周，前脑形成两个如豌豆大小的脑泡。其细胞壁只有两层，薄如发丝。在两个脑泡之间，尚未长成的神经细胞上下游移，然后分裂形成两种新的细胞，其中一些新细胞形成树突和轴突，其余的形成起支撑作用的神经节。在通常情况下，到怀孕第15周时，大脑才明显地分成了6个区：前脑2个区、中脑1个区、后脑3个区，这些区域形成大脑的基本框架，帮助大脑正常分化成各种结构：脑膜、神经、纤维、细胞核、神经节等。

到第33周时，大脑的神经中枢基本形成，并和周身相连。由胎儿时期到出生，直至十七八岁，大脑始终在持续发育着。至此，通过基因与环境——先天因素与后天因素的综合影响，大脑完全形成了。

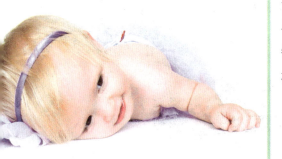

出生后大脑的生长

孩子降生时，其脑颅的大小相当于成人的1/4，它甚至比产道还大1.8%，所以只有被挤压才能通过产道，经历过产道挤压刺激的大脑，对外界的反应速度会比较快。否则如果大脑长得再大点，超过了产道能容纳的极限，那么人类就有可能灭绝了！

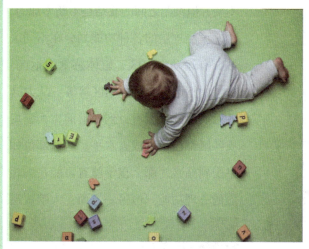

从出生到少年期，人脑的发育速度从快到慢，而反映脑发育程度的脑重，从新生儿的390克，经历了1周岁时的900克左右，3周岁时约1080克，7岁时1280克左右，孩子大脑的重量这时已经接近成人，成人脑重平均为1400克。大脑的物质基础不断发育，而神经系统在此基础上也在飞速发展着。

是什么保证大脑在婴儿出生后继续

生长呢？原来是髓磷脂或称大脑脂肪在包绕着神经细胞联结，使神经细胞能准确地传递信息而不会出错。孩子到了3岁，髓鞘化的过程完成，大脑也增到原来的3倍。大脑的重量增加了，但神经细胞的数量相对平衡，神经细胞的实际数量从婴儿1岁以后，直至七八十岁，一直保持不变，但细胞之间的联结是不断增加的。

大脑皮层的各种功能划分在不同区域，有运动中枢区、躯体感觉中枢区、视觉中枢区、听觉中枢区等等。从大脑各区成熟的程度看，到学龄前，大脑皮质各区都已接近成人水平。这些部位如果受到伤害，那么孩子就有可能丧失相应的心理功能。但另一方面，大脑皮层的分区功能又是相对的，如果一部分受到损坏造成功能障碍，那么别的部分就会产生新的功能去替代这部分功能，这就是代偿功能。脑的这种代偿功能，年龄越小就越大。

婴儿期大脑最聪明

你知道吗？孩子在婴儿期大脑最聪明。刚出生的婴儿，其大脑具有惊人的吸收能力。以"儿童之家"而闻名于世的意大利著名幼儿教育家蒙台梭利女士，称之为"胎生的吸收精神"。她说："婴儿在其降生的环境中接受各种感官刺激，形成与这个环境相应的素质。随之，这种成人已经失去了的、可以与上帝的创造力相比拟的非凡能力，便将迅速消失。"

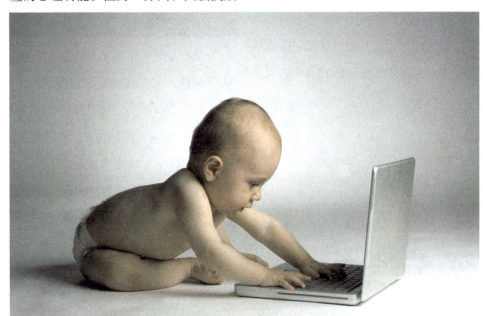

可以这样说：越是接近零岁，这种吸收能力就越强。与零岁至两岁的孩子相比，成人是无论如何也无法相提并论的。

然而，如果父母们对大脑的这种可称为天才的吸收能力产生作用的时期一无所知，在这一特殊时期里，不给予教育性的刺激，那么婴儿的大脑将得不到出色的发展，相反会迅速失去吸收能力，转变成劣质的头脑，即使以后再给予多么优良的教育性刺激，也无法恢复这种吸收能力的功能了，培养聪明头脑便成为非常困难的事情。

零岁至3岁的孩子所具有的吸收能力实在是天才性的。无论难易程度如何，他们对所给予的教育性刺激都能理解、接受；与此同时，他们不仅能记忆进入大

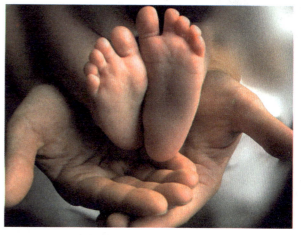

脑的知识，而且记忆的图像之清晰胜过高清晰度的计算机。在这一时期里输入的信息，会原原本本地留存于人的深层意识——潜在意识中。进入这一层次的知识，将具有高度的独立思考能力和判断能力，如同精密的计算机一样。

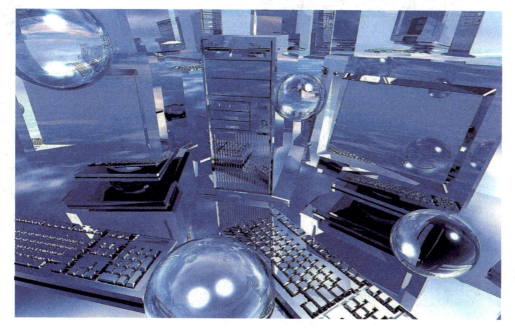

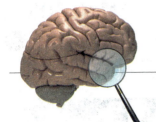

大脑正能量

男孩与女孩的大脑发育有区别吗

不同性别的宝宝在大脑发育时就可能有所差别。我们都见过这样的现象：有些爸爸妈妈爱给女儿买拖拉机玩具，给儿子买洋娃娃玩，但是很多时候，这样家庭里的女孩还是选择粉色的小马，而不是消防车；男孩则要的是坦克，而不是小铃铛。

这类行为中，有些是后天习得的，这一点毫无疑问。不过，美国宾州州立大学的心理学教授、儿科医生雪利·比伦鲍姆指出，男孩和女孩之间的差异，不只是后天教养这么简单。科学家怀疑，甚至早在出生之前，男孩和女孩的大脑发育方式就有所不同，使得他们成为两种截然不同的小生灵。

- **男孩和女孩的大脑真的有差别吗**

是的。我们知道，无论是在出生的时

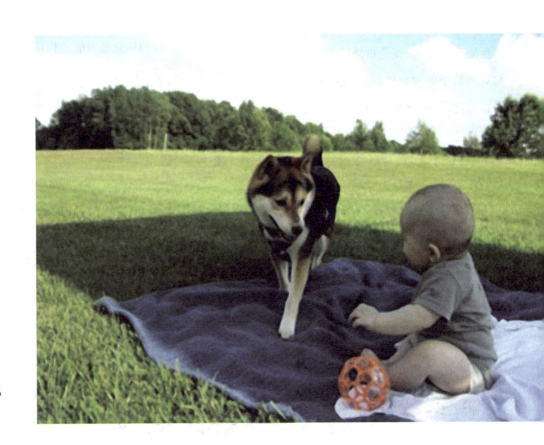

候,还是在以后的成长中,男孩的大脑和女孩的大脑之间存在生理上的不同。

不过至少就目前而言,这些差别究竟是如何影响宝宝的行为、个性和其他方面的仍然是个谜。

比方说,科学家说大脑中很可能有一个区域,能驱使很多男孩子选择会动的东西,很多女孩子选择过家家。不过,这个区域在哪里还有待确定。

- 男孩的大脑在子宫里的发育情况

子宫里的男孩就是一架睾丸极速小机器。美国马里兰大学的心理学教授经专门研究大脑早期发育,发现事实上男孩出生时所具有的睾丸激素水平和一个25岁的成年人一样高!男孩出生后,睾丸激素会迅速下降,直到他到达青春期。

在睾丸激素的诸多功能中,有一项是塑造男孩正在发育的大脑。对动物进行的研究表明,睾丸激素会削弱一些区域内大脑细胞之间的连接(也叫突触),并增强另一些区域里的连接。

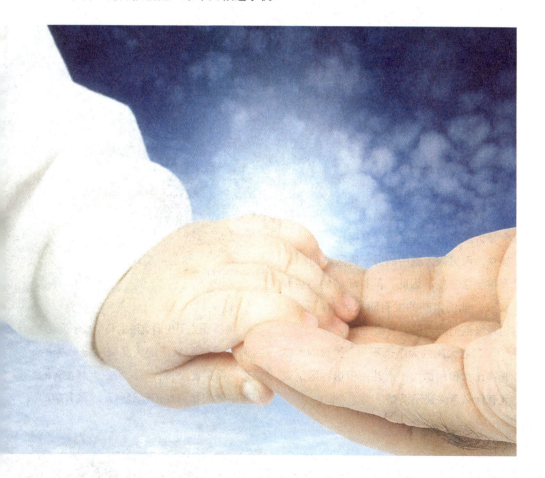

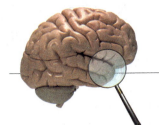

大脑正能量

- 女孩的大脑在子宫里的发育情况

女孩在出生前也会制造睾丸激素，但比男孩要少得多。尽管女孩的确会分泌雌激素那样的女性激素，但它们似乎不会影响大脑发育。

换句话说，如果男孩的大脑没有被睾丸激素重新改造的话，也会拥有女孩那样的大脑。

- 男孩和女孩大脑发育的差异

男孩和女孩出生后，他们的大脑继续沿着不同的轨道发育。磁共振成像研究显示，女孩大脑中的一些区域发育得比较快，而男孩大脑中的另一些区域则发育得更快一些。因此，同样年龄的男孩和女孩，他们大脑的发育阶段会有所不同，但最终他们的大脑发育会一致。

二者大脑的大小也不同。男孩的大脑长得比女孩稍微大一点儿，但这种区别究竟有什么意义还不清楚。

一些研究已经表明，女孩大脑中帮助控制语言和情感的区域（叫作尾状核）往往会更大。当一个人看心上人照片的时候，大脑中的这部分就会变得特别活跃。

胼胝体连接着大脑的两个半球，体积要比尾状核大。有些研究还指出，女孩胼胝体的一部分会比男孩的大。一些科学家认为，这或许意味着，女孩倾向于用大脑左右两边来解决问题。

- 男孩和女孩的思维方式有什么不同

美国国立卫生研究院的科学家研究500名健康男孩和女孩的大脑磁共振成像的结果，希望能够解答有关宝宝大脑发育的一些关键问题。他们已经有了一些有趣的

DA NAO ZHENG NENG LIANG

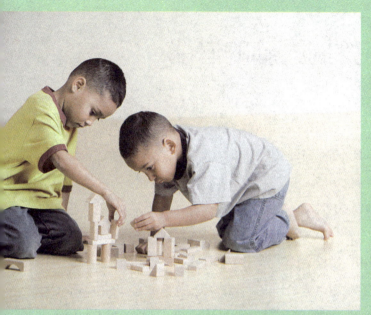

发现。

在大多数测试中,男孩和女孩都显示了非常相似的能力。他们的数学能力相当,这说明他们随后出现的数学技能差距很可能是教养原因,而不是生理原因造成的。女孩记忆和背诵一长串单词的能力稍强,对那些要求手指灵活和快速思维的任务也做得稍好一些。男孩完成空间任务的能力更强,比如把积木搭成图形。

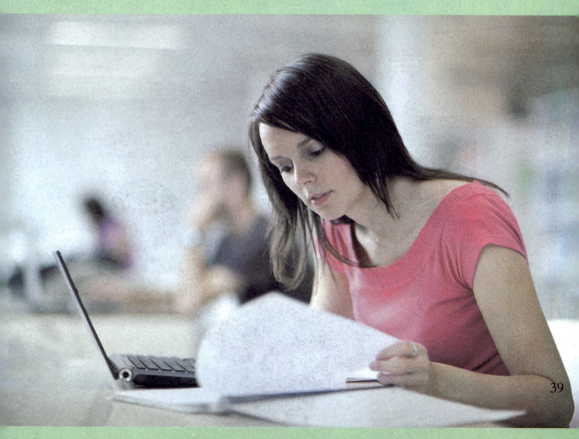

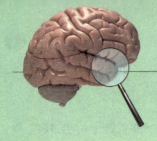

大脑正能量

挖掘大脑的潜能

脑有3个基本功能系统：

1.调节紧张度或觉醒状态的联合区；

2.接受、加工和保存来自外部信息的联合区；

3.制定程序，调节和控制心理活动的联合区。

神经系统在进化过程中，结构变得愈来愈复杂，对机体的生存显示出愈来愈重要的作用。人脑是高度发展的组织，接受和处理来自体内、外环境的信息并根据这些信息通过调控保持内环境的稳定，并指导自身行动，达到适应环境和作出有利于机体自下而上的反应。为此，脑对传入的各种信息必须进行适当的处理。信息处理是脑的主要功能。人脑为了有效地处理信息，把加工任务集中到大脑皮层等，可以把不同类信息作综合处理。皮层化使人脑具有强大的信息处理能力。

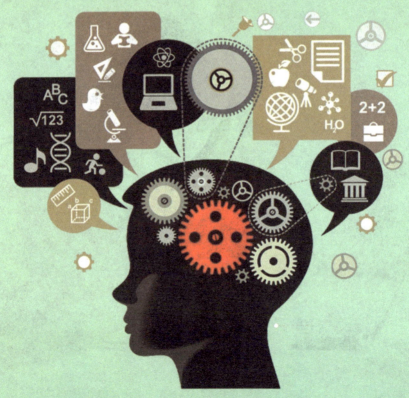

语言中枢

人类大脑皮层一定区域的损伤，可以引致特有的各种语言活动功能障碍。临床发现，损伤布洛卡三角区，会引致运动失语症。病人可以看懂文字与听懂别人谈话，但自己却不会讲话，不能用语词来口头表达；然而，其与发音有关的肌肉并不麻痹，就是不能用"词"来表达自己的意思。损伤额中回后部接近中央前回手部代表区的部位，则病人可以听懂别人的谈话，看懂文字，自己也会讲话，但不会书写；然而，其手部的其他运动并不受影响，这种情况称为失写症。颞上回后部的损伤，会引致感觉失语症，病人可以讲话及书写，也能看懂文字，但听不懂别人的谈话；事实上，人能听到别人的发音，就是不懂其含义，

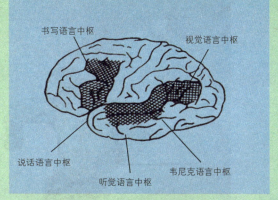

但其视觉是良好的，其他语言活动功能仍健全，这种情况称为失读症，因此，语言活动的完整功能是与广大皮层区域的活动有关的，各区域的功能是密切相关的。严重的失语症可同时出现上述4种语言活动功能的障碍。

运动控制

生命在于运动，运动是维持生命、完成任务、改造客观世界的基础。各种生命运动、行为活动时时刻刻都在进行，一刻都没有停止过，但大脑并没有时时刻刻都在关注、指挥所有运动，而是在运动进行的同时，主要从事各种学习、思维活动，将正在进行的运动

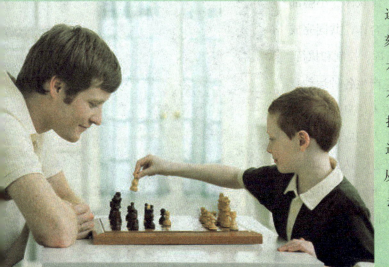

大脑正能量

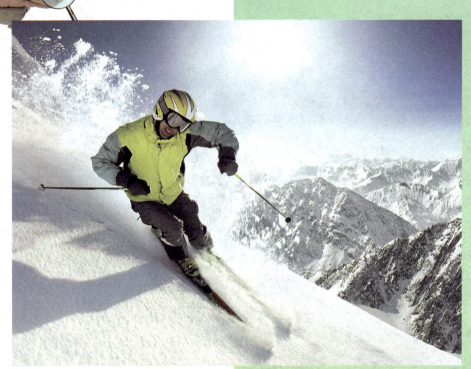

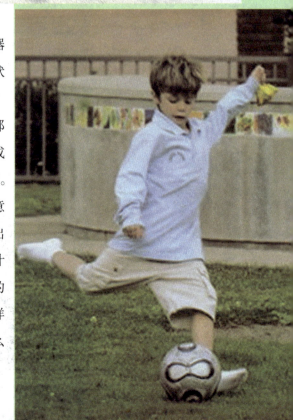

置于脑后,大脑不是具体控制运动的器官,控制、指挥运动的器官主要是纹状体。

丘脑、大脑额叶、纹状体、小脑都与运动有关,各自分工合作,共同完成运动的意向、计划、指挥、控制和执行。丘脑主要合成发放丘觉产生各种运动意识;大脑根据视听等传入信息分析产出样本,这个样本是关于人们应该进行什么样的运动,是完成任务、达到目的的运动意向;纹状体、小脑分析产出的样本,这个样本是关于人们应该进行什么样的运动，是完成任务、达到目的的运动意向；纹状体、小脑分析产出的样本是控制运动的程序、指令，纹状体、小脑是运动的具体控制、指挥者。运动的执行是由肢体（如头、手、脚）或效应器来完成的。

大脑的主要功能就是分析产出样本，大脑额叶是最为高级和重要的器官，包括联络区、运动前区和运动区，大脑额叶、顶枕颞联络区是意识活动的主要区域，可以根据外界环境的需要产生运动意向，明确运动的方向或行为方式，大脑不是运动的具体控制、指挥者，不对运动的程序、指令进行分析，而是交给纹状体、小脑完成，使人们能够集中精力进行各种思维活动。大脑额叶运动区掌管着运动指令、程序的最后发放，运动区将运动程序、指令发放出去即产生运动，运动区服从于联络区，服从于意识，意识可以随时中止运动程序、指令的发放，从而停止运动。

情绪产生 ▷

感受是先天遗传的个人倾向，如情绪、嗜好、美感、欲望、动机等。参与感受活动的结构众多，有大脑边缘叶的扣带回、海马结构、梨状叶和隔区等，有丘脑前核、背内侧核等，有下丘脑的众多核群以及杏仁核等，下丘脑除了具有样本分析产出功能，还具有分泌激素的功能。来自于大脑边缘叶的样本激活下丘脑或杏仁核，下丘脑分析产出感受样本，发放到丘脑前核产生感受，还可以通过分泌激素影响意识以及靶器官。不是所有的样本都能激活下丘脑产生感受，能够激活下丘脑的样本是具有一定倾向性的样本。当大脑分析产出具有一定倾向性的样本后，通过大脑边缘叶的传出纤维发放到下丘脑，下丘脑分析产出感受样本,通过乳头丘脑束发送到丘脑前核,激活丘脑前核合成丘觉,再通过丘脑间的纤维联系发放到背内侧核,产生感受,产生对人和事物的喜好、嗜好、偏爱、欲望、美感、动机以及愉悦和恐惧、兴奋与沮丧等。

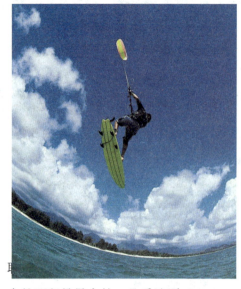

感受是动力之源。感受是人的力量来源,人的一切行为活动或者是外来压力的驱动,或者是受个人感受的驱动。感受主要由遗传决定,这决定了每个人的嗜好、偏爱都是不一样的。

双手与大脑

科学研究表明,大脑和双手是紧密联系的。在大脑皮层中,手指运动中枢所占的面积是最大的,几乎达到1/4~1/3。手做简单活动时,脑部的血流量约比手不动时增加10%。手做复杂、精巧的动作时,脑部的血流量就会增加35%以上。大脑的血流量增加了,也就有利于思维

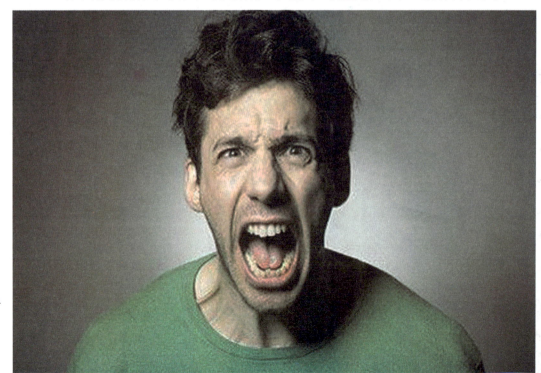

的敏捷。著名的教育家陶行知先生强调：人生两个宝，双手与大脑。大脑代表人的思维、想法，双手代表人的行动和技能，只有坚持"手脑并用"，才能更好地做好每一件事情。

大脑的生理开发 >

大脑占人体体重的2%，但是消耗了人体血液中的氧气约25%，大脑是个高耗能的器官。加上环境的恶劣变化，二氧化碳的增多，人类大脑已经进入负能量状态。我们需要的是，更多更新鲜的氧气来供给补充给大脑。

1.通过腹式呼吸肺就能完全被使用，从而摄取足够的新鲜的氧气量。

通过血液向大脑提供充足的氧。此后，大脑才能进入极佳的工作状态，开发无限的智能潜能。所谓腹式呼吸是指，

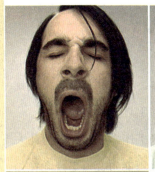
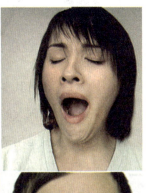
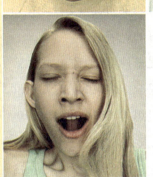
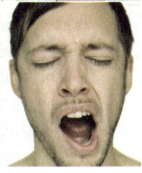

吐气的时候，压缩腹部使其凹入；吸气的时候，让腹部凸起的呼吸法。

2.通过打哈欠能大量吸氧，调节供氧不足，保护大脑，让大脑充满能量，大脑也会变得清醒起来。

当打哈欠的时候，就会造成筋肉暂时的紧张状态，这种由松到紧的状态是很好的自然运动。生病的人，有精神疾病的人，几乎从不打哈欠，因此打哈欠是精神放松、身心调向健康的标志。

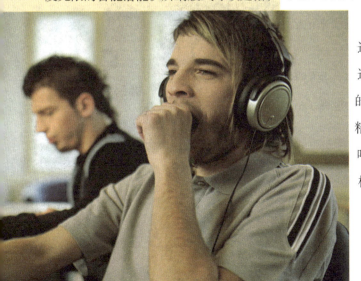

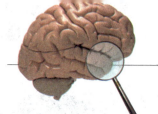

大脑正能量

大脑的心理开发

工欲善其事，必先利其器。大脑就是人类最强大的工具和武器。

大脑是用来工作学习的，如何让大脑工作学习的处理能力变得更强呢？当然是需要一个好的思维工具。

思维导图是一种思维工具，是大脑思维模拟图，是全能多维的信息知识世界模拟图。借助思维导图构思绘制，更有助于大脑运作起来，达到收放自如、取重避轻、分门别类、触类旁通、精于理清来龙去脉、善于挖掘事物本质特征、利于理解记忆、乐于不断创新创造的功用。

星记忆法适合记忆抽象无序排列组合的数字字母。其记忆的秘诀在于把抽象无序转变成形象有序的过程，即在元素盘中通过构思绘制记忆思维线来记忆排列组合的过程。

当大脑软件、硬件合一时，我们不在是开发自我，而是开发整个世界了。

爱因斯坦大脑的秘密

神经学家桑德拉拥有125个人类的大脑，30年来，桑德拉一直在和这些大脑打交道：为它们称重、计算它们的容量、测量它们的比例。桑德拉希望这些大脑能够揭开人类大脑构造与认知能力之间的关系。

1995年，桑德拉的大脑库里增加了一位特殊的"成员"——爱因斯坦的部分大脑。这份大脑标本是从爱因斯坦的医生托马斯·哈维那里得到的。1955年，爱因斯坦在普林斯顿医院去世后，当时任病理科主任的哈维"偷"走了爱因斯坦的大脑，并因此失去了医院的工作。

在听说桑德拉拥有一个庞大的大脑库时，哈维在1995年给桑德拉发去一份手写的传真，问道，"你想研究爱因斯坦的大脑吗？"

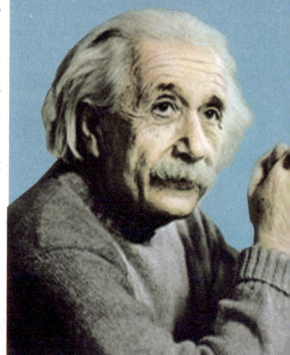

记忆去哪儿了

记忆就是客观存在,是物质或物质系统变化的痕迹的即时状态。事实上,最早的记忆是大自然的记忆。但人们习惯于大脑的记忆。可以认为,大脑记忆是大自然记忆中的特殊部分,故记忆可分为广义记忆和狭义记忆两大类。广义记忆泛指大自然的记忆和生命体力活动的记忆,狭义记忆单指大脑的记忆。根据人类的约定俗成,狭义记忆简称为记忆。

什么是人的记忆

《辞海》中"记忆"的定义是、"人脑对经验过的事物的识记、保持、再现或再认。识记即识别和记住事物特点及联系,它的生理基础为大脑皮层形成了相应的暂时神经联系;保持即暂时联系以痕迹的形式留存于脑中;再现或再认则为暂时联系的再活跃。通过识记和保持可积累知识经验。

通过再现或再认可恢复过去的知

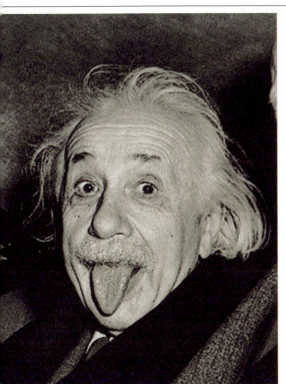

桑德拉马上回了一份非常简单的传真,上面写道:"是的。"

在对爱因斯坦的大脑进行仔细研究后,1999年,桑德拉博士将研究结果发表在了著名的医学杂志《柳叶刀》上。桑德拉的这篇文章立刻引起了极大的轰动,因为她提出了长期以来一直被其他神经学家忽视的一个事实:爱因斯坦的大脑中负责视觉思考和空间推理的区域——顶叶要比常人的大15%,而且它不像常人的大脑那样,被大脑外侧裂分成两个部分,而是一个相对完整的部分。

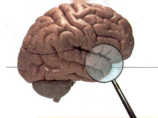

大脑正能量

识经验。从现代的信息论和控制论的观点来看，记忆就是人们把在生活和学习中获得的大量信息进行编码加工，输入并储存于大脑里面，在必要的时候再把有关的储存信息提取出来，应用于实践活动的过程。把两者结合起来，可以将记忆的含义表述得更确切一些。所谓记忆，就是人们对经验的识记、保持和应用过程，是对信息的选择、编码、储存和提取过程。

大脑记忆 >

大脑记忆是指生物体的心理过程和生理过程。

在心理学中记忆由识记、再识、回忆3个部分共同组成。

识记是指"记"的过程。"记"先于"忆"。再识是在被记忆事物重新出现后，由识记资料对事物进行的识别。计算机"模式识别"主要是模拟再识活动。但是它融入了计算机自己的技术特征。回忆是事物没有重新出现时，通过对记忆资料的调出，了解或检索某些识记资料的过程。再识和回忆是两种不同的"忆"。

第一，大脑记忆是一个不断组织资料的过程。

大脑记忆的这个不断组织资料过程，贯穿在"识记""回忆""再识"3个分过程中。"识记"不是一个原样保存的过程，它是一个不断把记忆资料抽象化、简化的过程。"回忆"也不是一个原样检索、原样调出的过程，它是一个把记忆资料反抽象化、反简化的过程。"再识"也不是一个仅对感觉全信号识别的过程，它是一个把记忆资料重组与感觉部分信息反复比对的过程。

这样，在记忆的"识记""回忆""再识"3个分过程中，都贯穿着对信息的重新组织。

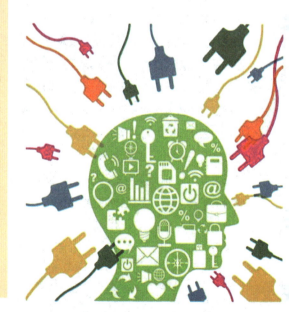

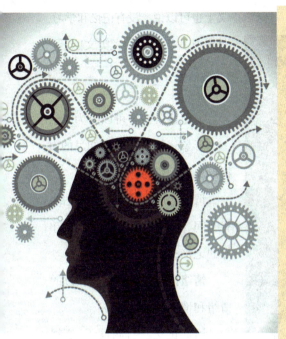

第二，记忆方式可以被意识改进。

这是目前很多人忽视的一个记忆心理结构特征。人们通过学习记忆方法可以改进自己的记忆。说明在意识主导的高级心理活动的作用下，可以改变记忆方式，改善记忆的牢固程度，加快回忆的速度等。它表明：高级心理活动是可以干预、改变记忆过程的。因此我们有必要依据高级心理活动的干预程度，把记忆分成不同级别、不同水平的记忆。

记忆的作用 >

记忆作为一种基本的心理过程，是和其他心理活动密切联系着的。在知觉中，人的过去经验有重要的作用，没有记忆的参与，人就不能分辨和确认周围的事物。在解决复杂问题时，由记忆提供的知识经验起着重大作用。近年来，认知心理学家把记忆的研究提到了重要的位置，其原因也在这里。

记忆在个体心理发展中，也有重要作用。人们要发展动作功能，如行走、奔跑和各种劳动功能，就是必须保存动作的经验。人们要发展语言和思维，也必须保存词和概念。可见没有记忆，就没有经验的累积，也就没有心理的发展。另外，一个人某种能力的出现，一种好

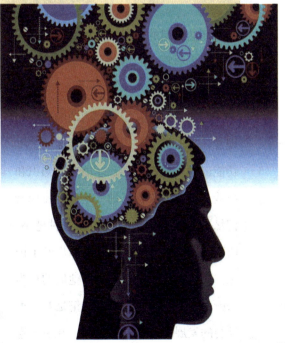

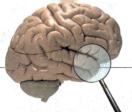

大脑正能量

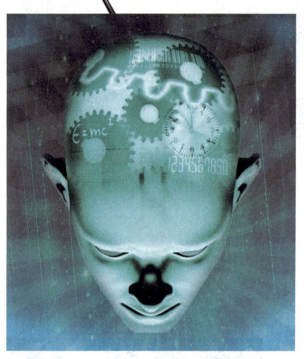

的或坏的习惯的养成，一种良好的行为方式和人格特征的培养，也都是以记忆活动为前提。

记忆联结着人的心理活动的过去和现在，是人们学习、工作和生活的基本功能。学生凭借记忆，才能获得知识和技能，不断增长自己的才干；演员凭借记忆，才能准确地表达自己各种感情、语言和动作，完成艺术表演。离开了记忆，个体就什么也学不会，他们的行为只能由本能来决定。所以，记忆对人类社会的发展也有重要的意义，在一定意义上也可以说，没有记忆和学习，就没有我们现在的人类文明。

记忆的分类 >

记忆按其内容可以分为5类。

形象记忆：即对感知过的事物形象的记忆；

情境记忆：对亲身经历过的，有时间、地点、人物和情节的事件的记忆；

情绪记忆：对自己体验过的情绪和情感的记忆；

语义记忆：有叫词语-逻辑记忆，是用词语概括的各种有组织的知识的记忆；

动作记忆：对身体的运动状态和动作功能的记忆。

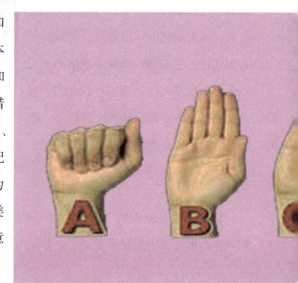

记忆系统

用信息加工的观点看待人的认知活动，认为人的认知活动也可以看作对信息进行加工的过程。

它把记忆也看作人脑对输入的信息进行编码、存储和提取的过程，并按信息的编码、存储和提取的方式不同，以及信息存储的时间长短的不同，将记忆分作瞬时记忆、短时记忆、长时记忆3个系统。

• 瞬时记忆

瞬时记忆又叫感觉记忆或感觉登记，是指外界刺激以极短的时间一次呈现后，信息在感觉通道内迅速被登记并保留一瞬间的记忆。一般又把视觉的瞬时记忆称为图像记忆，把听觉的瞬时记忆叫作声像记忆。

瞬时记忆有如下特点：

1. 瞬时记忆的编码方式，即瞬时记忆记住信息的方式，是外界刺激物的形象。因为瞬时记忆的信息首先是以感觉通道内加以登记，因此，瞬时记忆具有鲜明的形象性。

2. 瞬时记忆的容量很大，但保留的时间很短。一般认为，瞬时记忆的内容为9～20比特。

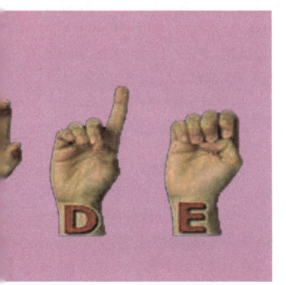

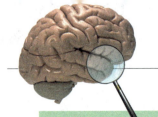

大脑正能量

3. 如果对瞬时记忆中的信息加以注意，或者说当意识到瞬时记忆的信息时，信息就被转入短时记忆。否则，没有注意到的信息过1秒钟便会消失，也就是遗忘了。

- 短时记忆

短时记忆是指外界刺激以极短的时间一次呈现后，保持时间在1分钟以内或是几分钟的的记忆。

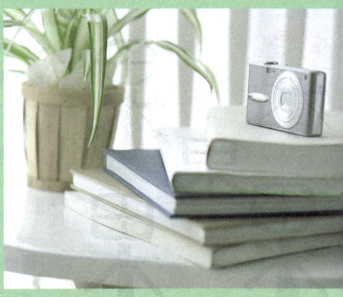

短时记忆有如下特点：

1.短时记忆的容量有限，一般为7±2，即5~9个项目，这也就是平常我们所说的记忆广度。如果超过短时记忆的容量或插入其他活动，短时记忆容易受到干扰而发生遗忘。为扩大短时记忆的容量，可采用组块的方法，即将小的记忆单位组合成大的单位来记忆，这时较大的记忆单位就叫作块。例如，将单个的汉字(人、学、机)变成双字的词(人民、学习、机器)来记，记忆的容量便扩大了一倍。

2. 语言文字的材料在短时记忆中多为听觉编码，即容易记住的是语言文字的声音，而不是它们的形象；非语言文字的材料主要是形象记忆，而且视觉记忆的形象占有更重要地位。此外，也有少量的语义记忆。

3. 短时记忆中的信息是当前正在加工的信息，因而是可以被意识到的。短时记忆中加工信息，有时需要借助已有的知识经验，这时又要从长时记忆中把这些知识经验提取到短时记忆中来。因此，短时记忆中既有从瞬时记忆中转来的信息，也有从长时记忆中提取出来的信息，它们都是当前正在加工的信息，所以短时记忆又叫工作记忆。

4. 短时记忆的信息经过复述，不管是机械复述，还是运用记忆术所做的精细复述，只要定时复习，就都可以转入长时记忆系统。

- 长时记忆

长时记忆是指外界刺激以极短的时间一次呈现后，保持时间在 1 分钟以上的记忆。

长时记忆有如下特点：

1. 长时记忆的容量无论是信息的种类或是数量都是无限的。

2. 长时记忆的编码有语义编码和形象编码两类。语义编码是用语言对信息进行加工，按材料的意义加以组织的编码。形象编码是以感觉映像形式对事物的意义进行的编码。

3. 长时记忆中存储的信息如果不是有意回忆的话，人们是不会意识到的。只有当人们需要借助已有的知识经验时，长时记忆存储的信息再被提取到短时记忆中，才能被人们意识到。

4. 长时记忆的遗忘或因自然的衰退，或因干扰造成。干扰分为前摄抑制和倒摄抑制两种。

记忆的潜力

恩格斯曾说："我们的意识和思维不论它看起来是多么超感觉的，总是物质的、肉体的器官即人脑的产物。"心理现象是神经系统的属性，大脑是"灵魂和意识的所在地"，各国科学家研究记忆的生理和生化方面，认知心理学家对记忆进行了大量研究，实际上这是对大脑奥

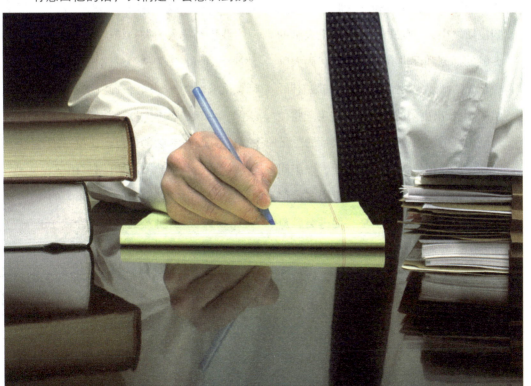

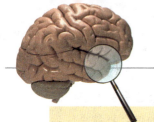

大脑正能量

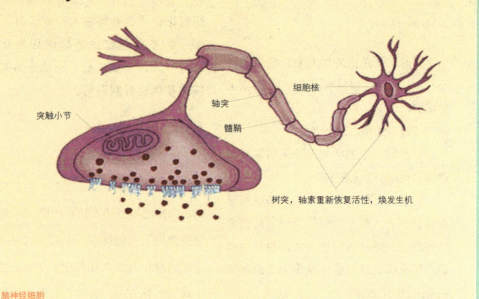

脑神经细胞

秘的挖掘。在某些方面他们达到了共识，如认为记忆存在于覆盖在人脑表面的大脑皮质之中，记忆的获得与整个大脑的突触的抑制和促进有关。他们认为大脑一旦受到刺激，则在每一神经细胞（神经元）上生长出更多的突起，这些突起将使人脑内部的突触连接。神经联系的总量增加，形成记忆。不断的刺激，细胞间联络密切，枝叉型的突触不断增多，信息才易通过。经多次反复，促进突触愈加发达。反之，如形成的突触长期不用，会变弱、缩小，突触数也减少，使信息不能顺利通过。所以为了增强记忆，就要经常用脑，就像经常要进行体育锻炼一样，进行头脑锻炼。

我们知道人的大脑结构功能单元就是神经细胞，每个神经细胞相当于一个记忆元件，它有兴奋和抑制两种状态，就像一个双稳态继电器。神经细胞记忆的信息用二进制数的单位"比特"来计量，它的总数为 $1\times 10^{10} \sim 1.4\times 10^{10}$ 个，就是100亿到140亿个之间。如果人的一生用60年计算，神经细胞每秒钟接受的信息量是14比特（最高可达25比特），那么一个人毕生的总记忆储量大约是 2.8×10^{10} 比特。这种储量究竟有多大？打个

DA NAO ZHENG NENG LIANG

比方来说，美国国会图书馆是世界上最大的图书馆之一，藏书近2000万册，我们大脑的信息储量可以容下三四个美国国会图书馆。看来一个人活到老、学到老，也只占用了自己大脑记忆储量的一丁点儿，事实上当今社会的每一个人的大脑都具有巨大的潜力尚待进一步开发，而少数已经完成开发的大脑超前者有着令世人惊叹称羡的记忆力。

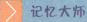

记忆大师

历史上不少经过认真地看、听、默诵、观察以及种种刻苦的磨炼，造就了非凡的记忆力。据传我国东汉时，有一位名叫贾逵的人，他5岁时还不会开口说话，他的姐姐听到隔壁私塾里传来朗朗读书声，常抱着他到

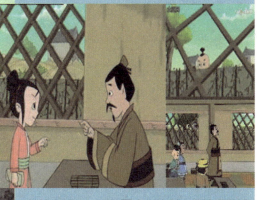

篱笆旁倾听。到了贾逵10岁时，他姐姐发现他在暗诵五经的内容，感到十分吃惊，原来私塾里学生反反复复地念书，使贾逵耳熟能详。姐姐帮助他将庭院里桑树皮剥下来，裁成薄片，使他能边诵边写，经过几年的努力，贾逵已能够通晓五经和其他史书了。

报载美国纽约一所中学的生物教师霍华德·贝格在1990年以1分钟阅读并理解25 000字的速度，被载入《吉尼斯世界纪录大全》。他接受了一家杂志的采访和测试，采访者给了他一本刚刚印刷完毕的《戴安娜传》，这是本厚达320页的书，仅仅花了5分钟便读完了本书，然后他接受提问，结果令人咋舌：10个问题中他竟准确无误地答对了9个题，而唯一没有回答出的是一个次要问题——戴安娜就读

贾逵

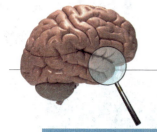

大脑正能量

过的一所中学的校名，采访者又拿出另一本近500页的新小说《卧房》，他用12分钟读完并答对了10个问题。据《体育生活》报道，俄罗斯棋手卡斯帕格夫具有超群的记忆力，他记下了1800多人的通信地址和450多人的电话号码，熟记了12 000个棋谱。

对于这些记忆大师，我们不能"望洋兴叹"、"妄自菲薄"，树立信心更要奋起直追，努力实践，开发自己尚在沉睡的大脑。爱因斯坦把正确的方法纳入成功的要素之中。即：成功 = 艰苦劳动 + 正确方法 + 少说空话。我们要刻苦地研究记忆的知识和它的规律，通过科学的记忆方法和持之以恒的训练，真正把自己大脑的潜能发挥出来，"梅以寒而茂，荷以暑而清"，艰辛而科学地培植，长期而持久地训练，就一定能结出美丽的记忆之花。

记忆品质 >

一般根据什么来判断人的记忆品质及记忆的优劣呢？一个人的记忆力水平综合起来，可以从记忆品质的敏捷性、持久性、准确性和备用性4个方面来衡量和评价：

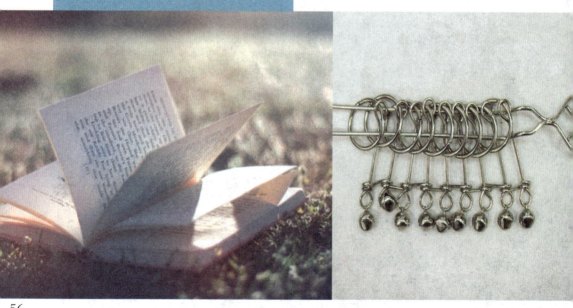

DA NAO ZHENG NENG LIANG

- **敏捷性**

记忆的敏捷性体现记忆速度的快慢，指个人在一定时间内能够记住的事物的数量。人们记忆的速度有相当大的差异。有人做过这方面的实验：让受试者背诵一首唐诗，有的人重复5次就记住了，而有的却需要重复26次才能记住。有的学者让受试者识记一系列图形，有的人只需看33次就能记住，有的却需要看75次才能记住。这就说明了人的记忆在速度方面即敏捷性方面存在着明显的差别。记忆是否敏捷取决于大脑皮层中条件反射形成的速度。条件反射形成得快，记忆就敏捷；条件反射形成得慢，记忆就迟钝。每个人都希望自己的记忆具有敏捷性，因为这样就可以在单位时间里获得更多的知识。要增强记忆力首先就是记忆的敏捷性。要想达到这个目的，一是平时要加强锻炼，通过锻炼使自己的记忆敏捷起来；二是在记忆时要集中注意力；三是要充分利用原有的知识，以此来获得新的知识。也就说在旧有的条件反射基础上去建立新的条件反射，这样记忆力就会逐渐敏捷起来。

- **持久性**

记忆的持久性是指记住的事物所保持的时间的长短。仅有敏捷性还不能称之为良好的记忆。像前面讲的，记得快也忘得

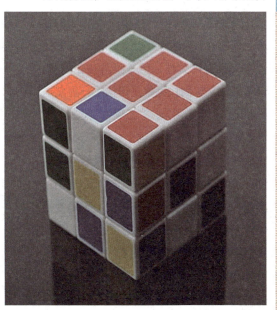

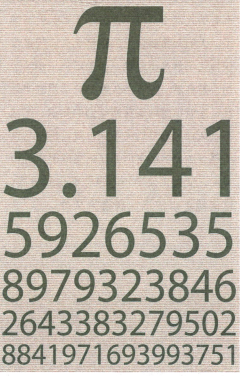

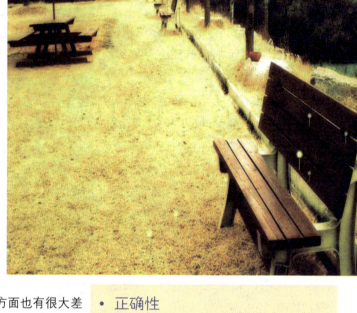

快，那就没有什么实际意义了。所以，良好的记忆必须具备的第二个标准就是持久性。记忆的持久性，顾名思义，就是指记忆的事物能在头脑中保持长久的时间。它是记忆巩固程度的体现。从生理学角度来说，记忆的持久性取决于条件反射的牢固性。条件反射建立得越牢固，记忆就越持久；条件反射建立得越松散，记忆就越短暂。人们的记忆在持久性方面也有很大差别。有的人记忆十分长久，可以维持多年；而有的人却十分健忘，记不了多久就忘掉了。人们都希望自己的记忆长久，但是仅仅持久仍然是不够的，如果不善于灵活运用也是枉然。既有持久性又有运用的灵活性，才能牢固地掌握所学到的知识。记忆不长久，一般是功夫不深，复习记忆密度不够有关。要经常地并在适当的时机进行复习，使条件反射不断强化而得到巩固，这样就可以使记忆获得持久性。

- **正确性**

记忆的正确性是指对原来记忆内容的性质的保持。一个人的记忆，如果既有敏捷性，又具有持久性，但是不具备正确性，记得又快又牢固，可就是记错了，显然这样的记忆也毫无用处，"正确性"是良好记忆最重要的特点。如果记忆总是不正确，那它只能对我们的学习知识和积累经验帮倒忙。正像开汽车时弄反了方向，开得越快，距离目的地越远。所以，记忆的正确性是保持人们获得正确知识的重要的心理品质。我们常可以看到有的人记忆总是非常正确，回答问题，处理事情总是那么信心十足，准确而全面，从不丢三落四或添枝加叶。而有的人的记忆不是错误百出，就是犹豫不决，拿不定主意，总是"大概"、"或许"、"差不多"等。这说明人们的记忆在正确性方面也是大不相同的。记忆的不正确、不准确与识记以及遗忘的选择性有很大关系。对同一件事情，人们识记的程度和识记后遗忘的程度都不相同。

- 备用性

记忆的备用性是指能够根据自己的需要，从记忆中迅速而准确地提取所需要的信息。记忆的备用性，指的是能够迅速地从已识记的知识储备中提取当时所需用的信息的性能。记忆的备用性是决定记忆效能的主要因素，是判断记忆品质的最重要的标准。记忆的备用性也是记忆的敏捷性、持久性、正确性、系统性和广阔性的体现。人们进行活动的目的是为了储备知识，并使之备而有用、备而能用。记忆如果没有备用性，它就失去了存在的价值。

记忆的4种品质是有机联系缺一不可的。为了使自己具有良好的记忆能力，就必须建立丰富、系统、精确而巩固的条件反射，具备所有优秀的记忆品质。忽视记忆品质中的任何一个方面都是片面的。所以检验一个人的记忆力的好坏，不能单看某一方面品质，而必须用4个方面的品质去全面地衡量。

记忆的法则 >

- 记忆与录音

录音的方法是将有关题目录进磁带，然后空出一段足够回答问题的时间，最后再把题目的正确答案录进去。这样平时听音作答时，就可以检验自己遗忘或是搞错的地方。

使用这种方法，由于回答的时间有限制，就会促使头脑反应迅捷，记忆敏锐。同时也可以训练人养成一种简洁回答问题的条件反射。

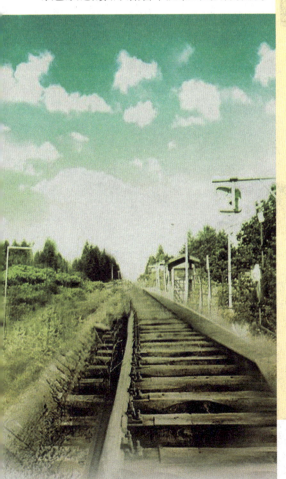

大脑正能量

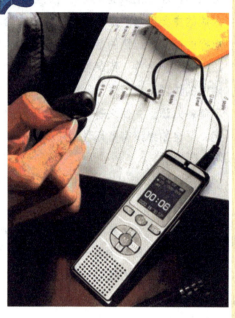

- 记忆与备忘录

当人们面对大量要记忆的事项时,首先辨别出哪些是必需记忆的,哪些是可记录备用的,这样就可以大大减少要记忆的事项,提高记忆效果。特别在信息爆炸的时代里,养成做备忘录的习惯更有益处。

- 记忆与环境

对于一般的人来说,必须注意在学习的时候桌上不要放置任何会诱惑人的东西,以免分散注意力。特别是在强记时,桌上除了同记忆有关的东西,其他一概不应放置。

还有,写字台和墙壁最好涂上一种会使人镇静的颜色。光线太强或太弱都会使眼睛疲惫。

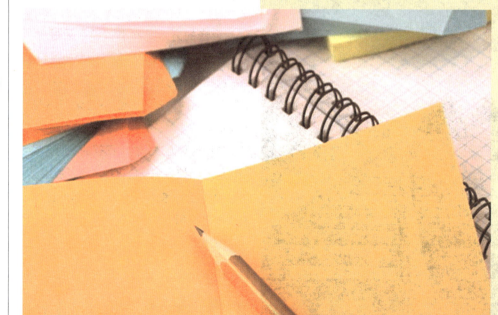

- 记忆与字典

　　字典宛如一只宝盒，里面藏有各种各样知识，你只要勤于向它索取，它就会源源不绝地奉献。多查字典对于巩固记忆具有很好的效果。当我们遇到难题时，向别人请教也能解决，但这只是一种听来的知识，过后如不加以确证的话，那又难以记住。而查字典则不然，往往是带有一种急于知道词语及其用法的积极愿望和精神准备。三番两次地翻查字典更会加深印象，从而达到巩固记忆的目的。

- 记忆与儿童读物

　　要想记得牢，就要理解得好。现代社会上分门别类的书籍很多，但是它们对于初学者来说显然太专业化了。因此，我们可以设法利用一些儿童知识读物。因为这些读物就是针对孩子们缺乏一定科学知识而编写的，其内容浅显易懂，还配有大量插图和照片。等到我们掌握了这些基础知识之后，就可以转向阅读成人书籍，这时阅读起来就容易多了。

- 记忆与讨论

　　互相讨论的方法能弥补各自的不足之处，会使一个人本来难以解决的问题变得轻而易举。由于从提出问题到解决问题的过程，大家都有一个清楚的了解，所以就容易记住。另外，在讨论过程中，互相启发往往会产生一种意想不到的灵感，很容易找出解决问题的办法。

- 记忆与添注

　　有些人看书泛泛而过，随着时光的流

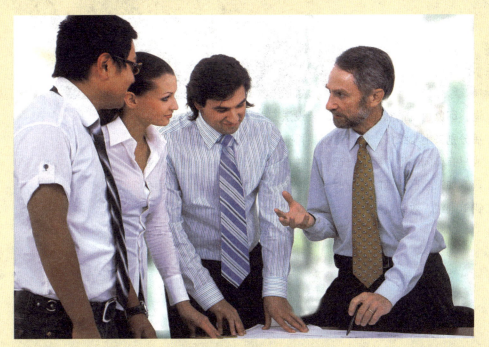

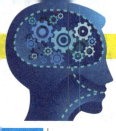

大脑正能量

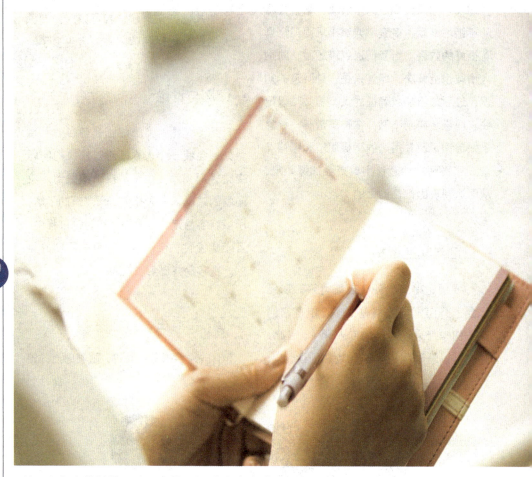

逝，印象也就悄然无踪。为此要设法在书中找出重要的部分，然后分别夹上小纸条，以便查找。再有，发现书中有趣的、重要的或是有疑问的地方要做上记号；并在空白处写下自己的感想和见解，加深自己的理解，同时使记忆事项变得鲜明突出，如用各色铅笔画线，效果就更好。

记忆的原理 >

记忆是过去的经验在人脑中的反映,是一种复杂的心理活动。形成记忆的过程包括识记、保持、再现和回忆4个基本过程。

识记是通过感知得到信息并在脑中留下印象的过程,是整个记忆活动的开始,依据事先有无目的,可分为有意识记和无意识记。

保持是信息的编码与储存,从信息处理的角度来说,再现和回忆都可以归入信息检索里来,这样所有的记忆基本上要通过以下历程:

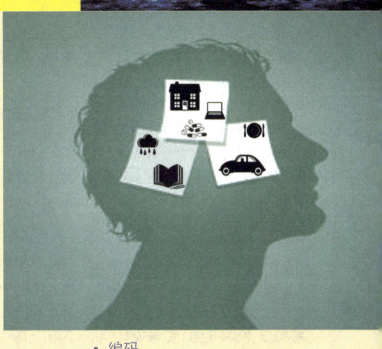

- 编码

我们在学习文字时,按事物的形状、声音、意义,分别编成各种代码(文字),依类是形码、声码、意码。同样在储存信息之前把信息译成记忆码的过程,我们叫作编码。

- 存储

神经元的联结越密越会形成定式。这个定式我们也叫神经回路。神经回路的形成一般认为有4个连续阶段,也可以认为是信息保存的4个阶段。

第一个阶段是通过感觉系统获得信息,储存在大脑的感觉区内,储存的时间很短,如果信息

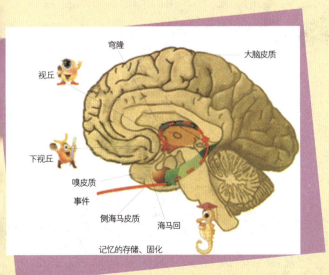

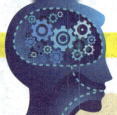

大脑正能量

这时通过加工处理,分类就会形成新的印象转入下个阶段。这一阶段是由脑内海马神经细胞回路网络受到连续的刺激而形成的,也就是突触结合长时间持续增强,会延长信息停留的时间,这个阶段也叫第一级记忆,信息在第一级记忆停留长时间后就会进入第二级记忆,这个阶段信息的保留可能和蛋白质合成有关,我们的信息如果常被使用,它就不会被遗忘,而会再往下一级跳,在第三级记忆内就会形成神经回路网络,脑内新突触的联系越多,就记得越牢固,更准确地说就是被存储在大脑中了。

- 检索

我们脑内的神经元反映的信息在需要用的时候可以被准确地再次呈现,也就是储存在DNA链上的信息基因,在适当条件下,指导合成信息蛋白并呈现的过程。

在信息处理的角度,我们都关心怎么找到信息,而找到信息的结果,也正是再认、再现的目的。

4个记忆高潮 >

一般而言,人的大脑有4个记忆高潮。清晨起床后,大脑经过一夜休息,此刻学习一些难记忆而又必须记忆的东西较为适宜。这是第一个记忆高潮。上午 8 时至 11 时是第二个记忆高潮。此时体内肾上腺素分泌旺盛,精力充沛,大脑具有严谨而周密的思考能力。第三个记忆高潮是下午 6 时至 8 时,不少人利用这段时间来回顾、复习全天学习过的东西,加深记忆,分门别类,归纳整理。睡前一小时,是记忆的第四个高潮。利用这段时间对难以记忆的东西加以复习,不易遗忘。

增强记忆的方法 >

1.注意集中。记忆时只要聚精会神、专心致志,排除杂念和外界干扰,大脑皮层就会留下深刻的记忆痕迹而不容易遗忘。如果精神涣散,一心二用,就会

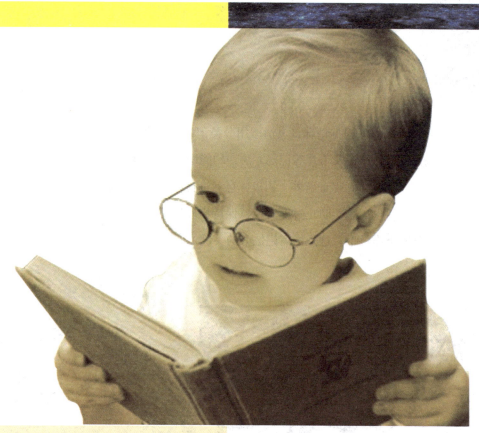

大大降低记忆效率。

2. 兴趣浓厚。如果对学习材料、知识对象索然无味,即使花再多时间,也难以记住。

3. 理解记忆。理解是记忆的基础。只有理解的东西才能记得牢、记得久。仅靠死记硬背,则不容易记得住。对于重要的学习内容,如能做到理解和背诵相结合,记忆效果会更好。

4. 过度学习。即对学习材料在记住的基础上,多记几遍,达到熟记、牢记的程度。

5. 及时复习。遗忘的速度是先快后慢。对刚学过的知识,趁热打铁,及时温习巩固,是强化记忆痕迹、防止遗忘的有效手段。

6. 经常回忆。学习时,不断进行尝试回忆,可使记忆有错误时得到纠正,遗漏得到弥补,使学习内容难点记得更牢。闲暇时经常回忆过去识记的对象,也能避免遗忘。

7. 视听结合。可以同时利用语言功能和视、听觉器官的功能,来强化记忆,提高记忆效率,比单一默读效果好得

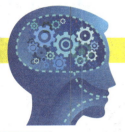

大脑正能量

多。

8. 多种手段。根据情况，灵活运用分类记忆、图表记忆、缩短记忆及编提纲、作笔记及卡片等记忆方法，均能增强记忆力。

9. 科学用脑。在保证营养、积极休息、进行体育锻炼等保养大脑的基础上，科学用脑，防止过度疲劳，保持积极乐观的情绪，能大大提高大脑的工作效率。这是提高记忆力的关键。

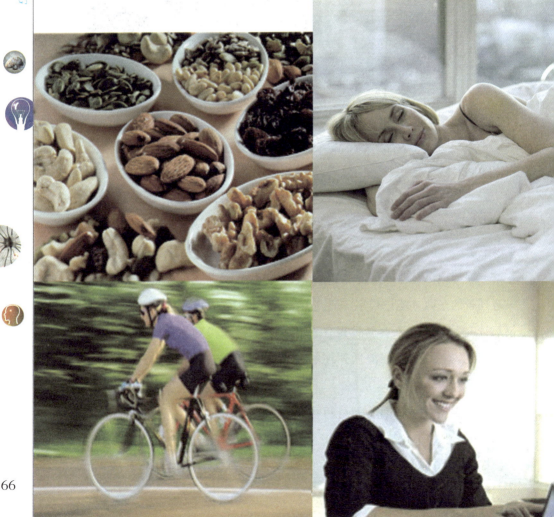

世界记忆锦标赛

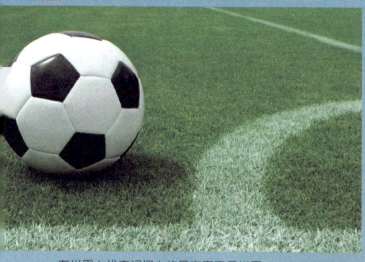

在世界上代表记忆力的最高赛事是世界记忆锦标赛。

1991年10月26日，第一届世界记忆锦标赛在英国大脑基金会的赞助下以"记忆的91年"为名举行。英国大脑基金会的发起人是巴赞，至今为止，他一直资助该项赛事的举行。国际著名的作家和演讲者巴赞先生有关大脑的书籍，激励了无数人致力于开发他们自己的潜能。他发起了世界记忆锦标赛并且带领记忆力研究者们建立了一系列比赛规则和标准。这些标准也成为以后各种记忆竞技比赛的规则。世界记忆锦标赛在社会上引起了巨大的反响，媒体反应异常热烈，比赛吸引了60余人的包括英国国家广播电台记者在内的媒体代表。《伦敦时报》在头版进行了报道，评论说记忆运动的浪潮将席卷全世界。奥布莱恩成为了首届世界记忆冠军，他的名字也成为了冠军的代名词。

此后，世界记忆锦标赛年复一年地举行，全世界人们对于记忆运动的兴趣也随之不断地增长。到目前为止（2012年），世界记忆锦标赛共举行了19届，前12届都是在英国举行，第十三届（2003年）在马来西亚吉隆坡举行后，一共产生了30位世界记忆大师，其中有2位中国人。

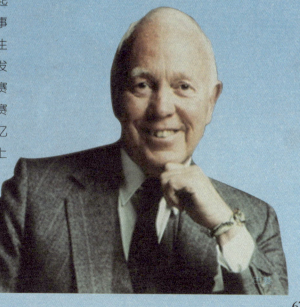

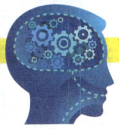

大脑与智力

智力是指生物一般性的精神能力。指人认识、理解客观事物并运用知识、经验等解决问题的能力，包括记忆、观察、想象、思考、判断等。这个能力包括以下几点：理解、计划、解决问题，抽象思维，表达意念以及语言和学习的能力。当考虑到动物智力时，"智力"的定义也可以概括为：通过改变自身、改变环境或找到一个新的环境去有效地适应环境的能力。

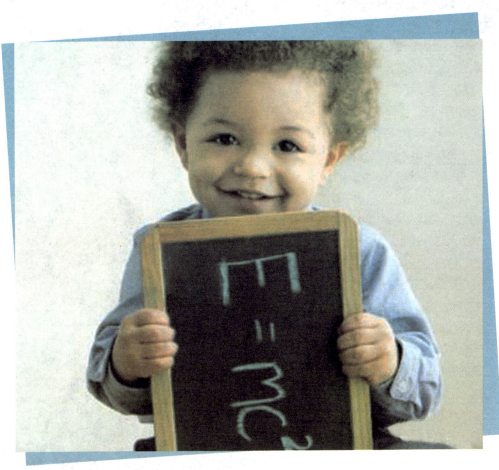

构成智力的因素

- **观察力**

  指大脑对事物的观察能力，如通过观察发现新奇的事物等，在观察过程对声音、气味、温度等有一个新的认识，并通过对现象的观察，提高对事物本质认识的能力。我们可以在学习训练中增加一些训练内容，如观察和想象项目，通过训练来提高学员的观察力和想象力。

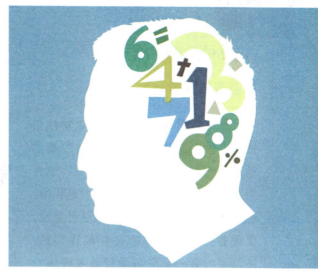

- **注意力**

  指人的心理活动指向和集中于某种事物的能力。如我们好的学生能全神贯注地长时间地看书和研究课题等，而对其他无关游戏、活动等的兴趣大大降低，这就是注意力强的体现。

- **记忆力**

  是识记、保持、再认识和重现客观事物所反映的内容和经验的能力。如我们到老时也还记得父亲母亲年轻时的形象，少年时家庭的环境等一些场景，那就是人的记忆在起作用。

- **思维力**

  是人脑对客观事物间接的、概括的反映能力。当人们在学会观察事物之后，他逐渐会把各种不同的物品、事件、经验分类归纳，不同的类型他都能通过思维进行概括。

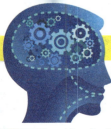

大脑正能量

智力的影响因素

- **遗传与营养**

　　遗传素质是智力发展的生物性前提。良好的遗传素质，是智力发展的基础和自然条件。有研究发现：遗传关系越密切，个体之间的智力越相似。但是遗传只为智力发展提供了可能性，要使智力发展的可能性变成现实性，还需要社会、家庭与学校教育许多方面的共同作用。

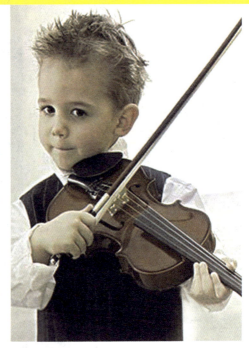

- **早期经验**

　　人的智力发展的速度是不均衡的。研究表明，早期阶段获得的经验越多，智力发展得就越迅速，不少人把学龄前称为智力发展的一个关键期。美国教育家布鲁姆提出了一个重要假设，把 5 岁前视为智力发展最迅速的时期，如果 17 岁的智力水平为 100%，那么从出生到 4 岁就获得 50% 的智力，其余 30% 是 4~7 岁获得的，另外 20% 是 8~17 岁获得的。

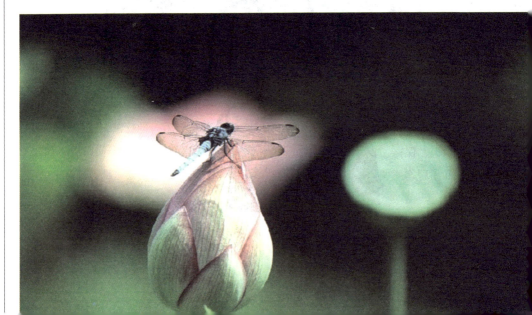

- 教育与教学

　　智力不是天生的，教育和教学对智力的发展起着主导作用。教育和教学不但使儿童获得前人的知识经验，而且促进儿童心理能力的发展。例如教师在运用分析和概括的方法讲授课程内容时，不仅使学生获得有关的知识，还掌握了把这种方法作为思维的手段，如果把这种外部的教学方法和学习方法逐渐转化为内部概括的思维操作，这方面的能力便形成了。

- 社会实践

　　人的智力是人在认识和改造客观世界的实践中逐渐发展起来的。社会实践不仅是学习知识的重要途径，也是智力发展的重要基础。爱迪生的启蒙教师是自己的母亲，但实验是他创造发明的基础，是他才智形成的重要条件。

- 主观努力

　　环境和教育的决定作用，只能机械、被动地影响能力的发展。如果没有主观努力和个人的勤奋，要想获得事业的成功和能力的发展是根本不可能的。世界上许多杰出的思想家、科学家、艺术家，无论他们所从事的事业多么不同，他们都具有共同点，即醉心于自己的事业，长期坚持不懈，刻苦努力，顽强与困难作斗争。如果没有这些，他们也只能是平庸的人，既不可能取得成就，能力的提高也无从谈起。

智商的概念 >

　　智商就是智力商数，是通过一系列标准测试测量人在其年龄段的智力发展水平。智力也叫智能，是人们认识客观事物并运用知识解决实际问题的能力。智力包括多个方面，如观察力、记忆力、想象力、分析判断能力、思维能力、应变能力等。

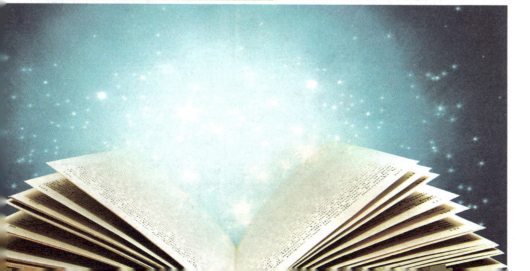

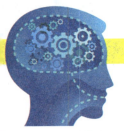

大脑正能量

智商的分类

- **比率智商**

由法国的比奈和他的学生发明,他根据这套测验的结果,将一般人的平均智商定为100,而正常人的智商,根据这套测验,大多在85到115之间。

计算公式为 $IQ = 100 \times MA/CA$

MA = 心智年龄

CA = 生理年龄

如果某人智龄与实龄相等,他的智商即为100,表示其智力中等。

- **离差智商**

为了准确表达一个人的智力水平,智力测量专家提出了离差智商的概念,即用一个人在他的同龄中的相对位置,即通过

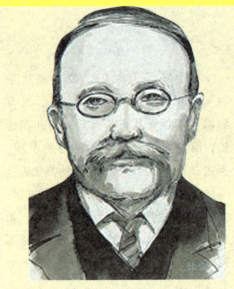

比奈

计算受试者偏离平均值多少个标准差来衡量,这就是离差智商,也称为智商(IQ)。比如说,两个年龄不同的成年人,一个人的智力测量得分高于同龄组分数的平均值,另一个的测验分数低于同龄组的平均值,那么我们就作出这样的结论:前者的IQ比后者高。目前大多数智力测量都用离差智商(IQ)来表示一个人的智力水平。

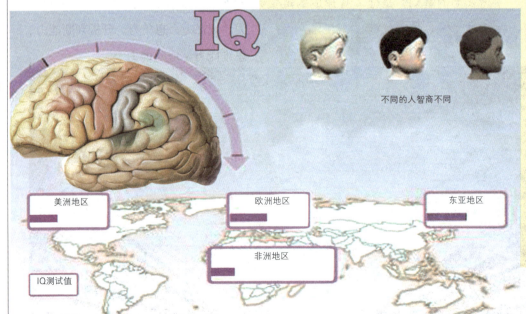

不同的人智商不同

美洲地区　　欧洲地区　　东亚地区

非洲地区

IQ测试值

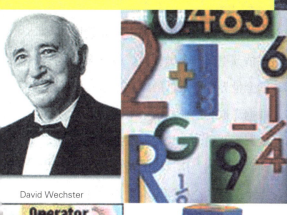

David Wechster

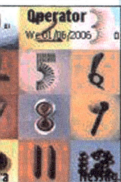

计算公式为 IQ=100+15Z=100+15(X−M)/S

Z = 标准分数

X = 某人在测试中的实得分数

M = 人们在测试中取得的平均分数

S = 该组人群分数的标准差

如果1000名随机测试者在测试中取得的分数的平均值为20，通过计算得到该组人群所得分数的标准差为4，那么一个分数为28的人的智商为100+15×(28−20)/4=130。

智商的测定 >

1905年法国心理学家编制出第一个测量智力的量表——比奈－西蒙智力量表，1922年传入我国，1982年由北京吴天敏修订，共51题，主要适合测量小学生和初中生的智力。1916年美国韦克斯勒编制了韦克斯勒成人智力量表（WAIS），儿童智力量表（WISC）、适用4～6.5岁儿童的韦氏幼儿智力量表（WPPSZ），韦氏量表于20世纪80年代中后期引进我国，经过修订出版了中文版，因而应用较广。

韦克斯勒编制的智力量表由我国湖南医科大龚耀先等人修订，制定了中国常模。现在我们可以测查6～16岁的儿童和16岁以上的成人。通过心理测量可了解自己的智力水平、潜能所在，鉴定交通事故导致智力损伤，发挥自己的优势、科学填报高考志愿、优生优育等提供科学依据。

智商测验项目：

智商测验包括11个项目，有常识、理解、算术、类同、记忆、字词、图像、积木、排列、拼图、符号分别测验，完成整个测验大约需要1小时，汇总分析，写出测验报告约需要1个小时。

不同智商人群的比例情况 >

在现代典型的智力测验中，设定主

大脑正能量

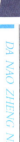

体人口的平均智商为100,则根据一定的统计原理,一半人口的智商介于90～110之间,其中智商在90～100和100～110的人各占25%。智商在110～120的占14.5%,智商在120～130的人占7%,130～140的人占3%,其余0.5%人智商在140分以上,另有25%的人IQ在90分以下。另据我国科学家证实,不同民族、不同性别和不同血型的人的智商,并无明显的先天差异,而且智商并非完全由先天决定,后天的培养同样至关重要。

别迷信国家智商排行榜

现在所谓的"国家智商排行榜"具有不准确性,测定一个国家的智商是用抽查方法,除日本和美国抽查的人数超过1000人外,其余国家,抽查的人数只是100多人,这样的方法严重忽视了一个国家民族构成的多样性和地域的复杂性,有些没有数据的国家甚至用邻国的数据进行评估,有些数据根本没有到所在国家调查,用移民到欧洲国家的移民进行评估。如苏里南的智商数据是根据移民

到荷兰的苏里南人的抽查智商数据,去评估苏里南的全国智商。最离谱的是所谓全世界智商最低的国家赤道几内亚是根据赤道几内亚的前宗主国西班牙的轻度智障儿童的平均智商数据作为全国智商平均数据,用这样的轻率方法去评估一个国家的全体国民的平均智商,使所谓的"世界国家智商的排行榜"不可避免地出现误差。

什么样的孩子应测智商

客观地说,科学测试孩子的智商能帮助家长尽早找到开启孩子智力的金钥匙,正确了解孩子的优势和弱势。对于智力低弱的孩子,则能够较早发现,较早治疗。但如果方法不当,过早而又轻率地给孩子盲目定性,则可能直接影响到孩子今后的健康成长。

那么,到底什么样的孩子可以进行

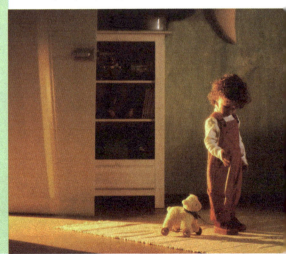

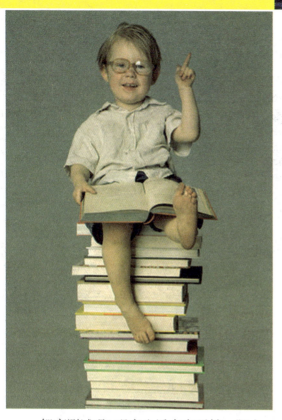

智商测试呢？现实生活中有孤僻、胆小、学习成绩太差、成绩极度不平衡等症状的儿童可以进行智商测试，让心理专家对孩子欠缺的某方面能力进行培养和训练，但不必让孩子知道测试的结果。

如果孩子表现出超常的智力或能力，建议在孩子不知情的情况下也可以做智商测试。不过，对超常儿童的测试方法比较复杂，专家会采取多种多样的评估方法来鉴定他们的潜能和能力，比如提名法、观察法、动力评估法、表演和归档等非传统方法。

智商的用途 >

- 考试

我们在校学习期间，除了学习知识外，会花大量时间在智商训练方面。学数学来锻炼数字计算、空间想象、逻辑推理能力，用语文、英语、历史、地理等锻炼词汇、记忆能力。高考，可以说就是对人们在这些方面能力的大检阅。

由于考试是限时进行的，对人们短时间记忆、处理复杂信息的能力要求比较高。所以高智商的人在考试时特别占便宜。我们都有这样的感受，如果一个人有个好记性是让大家非常羡慕的事情。因为大部分考试考查的内容有一大部分都是需要牢牢记住的东西。所以对于考生来说，记忆力好是高分的基础。如果有了好的记性、好的运算能力、好的语言能力，如果你再用功一些的话，考上好大学不在话下。

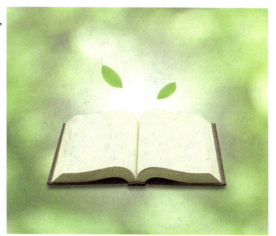

大脑正能量

- 棋艺

对于绝大多数人来说，智商的用处到此为止。为什么这么说呢？因为在实际的社会生活中，高智商的用途是非常有限的。只有极少数领域需要高智商。比如棋类运动就相对来说需要高智商。但是，他们对智商的需要也不是不着边际的。根据华东师范大学心理系的测试，国内最好的棋手之一常昊的智商是138，有世界围棋第一人之称的李昌镐智商是139，他们的智商属于优秀水平，但没有达到天才级水平（一般认为，智商大于140属于天才）。看来，即使最需要动脑筋的棋类运动对于智商的的要求也就是够用即可，并非高到离谱。

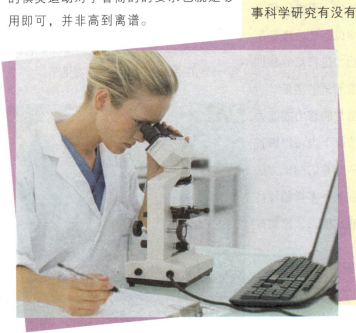

- 科研

还有一个领域好像特别需要高智商，就是科学研究。但是，相信这个领域对智商的要求不会高得离谱，起码不会超过棋类运动员所需要的智商。那么，从事科学研究有没有一个智商要求的底线呢？这个问题好像没有定论，我们可以参考一下一些科研工作者的说法。我国著名的数学家张广厚在小学、中学读书时智力水平并不出众，他说过："搞数学无需太聪明，中等天分就可以，主要是毅力和钻劲。"达尔文也曾说过："我之所以能在科学上成功，最重要的就是我对科学的热爱，对长期探索的坚韧，对观察的搜索，加上对事业的勤奋。"近代"控制论"奠基人，大数学家维纳在自传中说，和他幼年同时被称为神童的三四个人，由于不勤奋上进，以及其他条件等多种关系，长大后都无所作为；相反，有些人幼年时表现平凡，但由于后来的勤奋和环境的熏陶，最终成为科技史上的伟人。

• 政治

先说说政治这个行业，在美国当总统就不太需要高智商，比如小布什就经常被嘲笑智商低。美国宾州罗文斯坦学院的一项研究表明，他的智商是91。老布什只比他略高，为98。智商91和98是什么概念呢？根据英国一位科学家的一项调查统计，在世界范围内，智商最高的人群是中国、新加坡、韩国和日本的国民，他们的平均智商高达105左右。其次聪明的人群分布在欧洲、北美、澳大利亚和新西兰，他们的平均智商是100左右，而非洲黑人智商为80左右。不过后来这位科学家被曝光有种族歧视倾向，所选数据也多为主观臆断，所以他的研究未必可信，不过也可看出小布什和老布什的智商要比至少一半中国人和至少一半美国人都要低。就是这样一个低智商的人，照样能当上总统，能获得很高的支持率。可见在美国，起码在政治领域，对高智商似乎并不迷信，人们更多看重的是政治家的个人魅力。

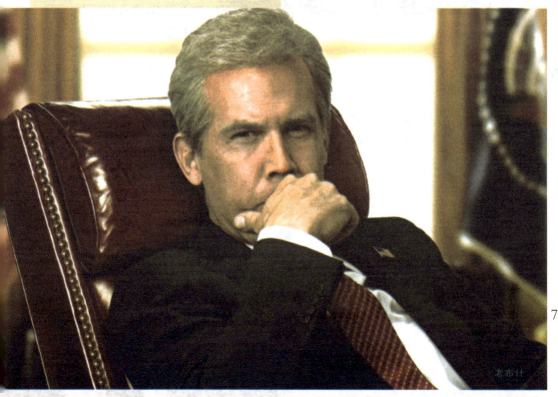

老布什

大脑正能量

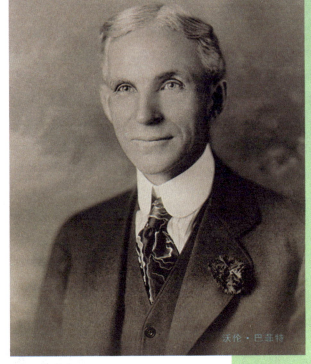

沃伦·巴菲特

• 经济

说完政治界我们再看看经济界。我们看到中国的福布斯富豪榜上,很多都是小学文化的,美国富豪也有小学文化的,比如福特汽车公司的创始人亨利·福特。很多大学生听说过新东方学校的创办人俞敏洪,老俞的智商也不是很出众,当年他考了三次大学才考上。也许我们看看世界巨富巴菲特的谈话,会对这个问题有更深的认识。美国《福布斯》杂志公布的全球200名亿万富翁中,沃伦·巴菲特曾列第一。当记者问:"你是如何走到现在这一步,成为比上帝还富有的人的?"巴菲特答道:"我怎样走到这一步其实也很简单。我的成功并非源于高智商,我相信你们听到这一点一定很高兴。我认为最重要的是理性。我总是把智慧和才能看作发动机的马力,但是输出功率,也就是发动机的工作效率则取决于理性。那么,为什么一些聪明人在做事情的时候不能获得他们应该得到的结果呢?这涉及习惯、性格和气质等方面因素,涉及行为是否合乎理性,是不是在妨碍自己。就如我这里每一个人都完全有能力做我所做的任何事情,甚至做比我多得多的事情。"

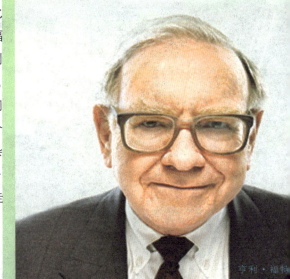

亨利·福特

高智商名人 >

- William James Sidis IQ=265+

神童 Sidis 19 世纪末出生于纽约。Sidis 才 6 个月时，就学会了 26 个字母，一岁半看《纽约时报》。3 岁时他开始对高等数学感兴趣，4 岁时已精通法文。8 岁时他从高中毕业，已能流利地使用希腊语、拉丁语、德语、俄语、土耳其语和亚美尼亚语。传说他后来一共懂 200 种语言而且能互相翻译，一天能学会一门外语。9 岁时进入哈佛大学，给哈佛数学协会作四维空间的讲座。Sidis 很可能是人类有记录以来的智力巅峰，可能高达 300。但他与社会格格不入，一生潦倒没落，成年之后，Sidis 毅然放弃学术生涯，选择了体力劳动，做了一名印刷厂工人，并以收集车票为嗜好。46 岁时，Sidis 死于波士顿附近一间租来的房间里。

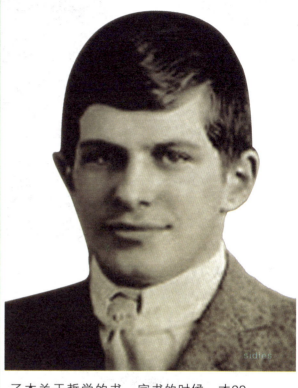

了本关于哲学的书。完书的时候，才 29 岁，这书被后世誉为哲学界自柏拉图以来，

- 维特根斯坦 IQ=230

维特根斯坦 (1889 — 1951)，最天才的哲学家。这个人的生活和思想比较离奇。他 10 岁就自己做了一台缝纫机；22 岁就获得了飞机发动机的一些专利；一战的时候他应征入伍，一边打仗负伤，一边却写

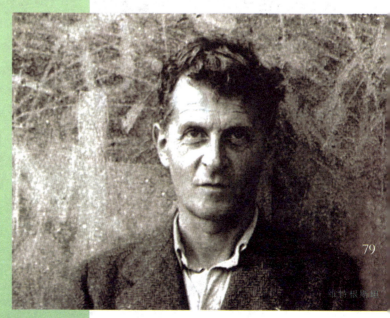

维特根斯坦

大脑正能量

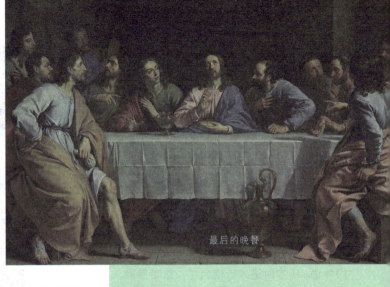

最后的晚餐

最重要的一本专著；维特根斯坦的父亲是个亿万富翁，维特根斯坦把他所继承的遗产全部送给别人，跑到小乡村当小学教师，他发现那里没字典，于是又一个人编了一本类似我们国家《新华字典》那么有影响力的工具书；后来教师当厌倦了，偶尔搞搞建筑吧，一不留神又成为一个后现代建筑的主要设计师……有一次维特根斯坦让罗素判定他是天才还是傻帽儿，如果是傻帽儿，我就去开飞艇；如果是天才，我就会成为哲学家"，结果罗素告诉他无论如何不用去开飞艇。

- 列奥纳多·达·芬奇 IQ=220

列奥纳多·达·芬奇（1452—1519），意大利文艺复兴三杰之一，也是整个欧洲文艺复兴时期最完美的代表。他是一位思想深邃，学识渊博、多才多艺的画家、寓言家、雕塑家、发明家、哲学家、音乐家、医学家、生物学家、地理学家、建筑工程师和军事工程师。他是一位天才，他热心于艺术创作和理论研究，研究如何用线条与立体造型去表现形体的各种问题；他也同时研究自然科学，为了真实感人的艺术形象，他广泛地研究与绘画有关的光学、数学、地质学、生物学等

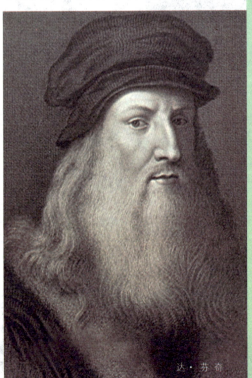

达·芬奇

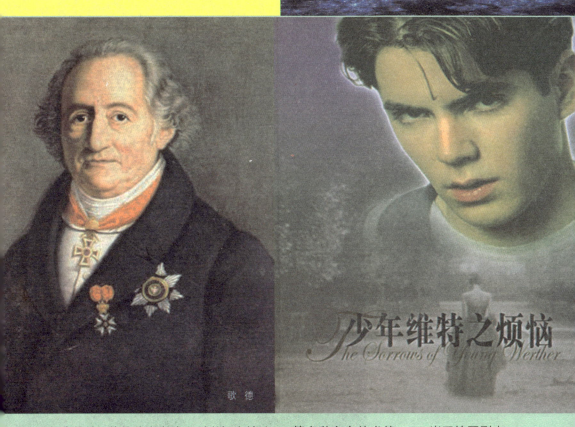

歌德

多种学科。他的艺术实践和科学探索精神对后代产生了重大而深远的影响。达·芬奇是一位全才，他同时在诸多领域有所建树，在15世纪的时候就已经精通现在我们才从事的研究，如：心脏、机器人、大炮、坦克车等高科技领域。

- 歌德 IQ=210

歌德（1749—1832），德国诗人，同时还是画家、自然科学家、物理学家、美学家、政治家、教育家，并长年担任魏玛宫廷剧院的经理。他8岁就能阅读德文、法文、英文、意大利文、拉丁文、希腊文等多种文字的书籍，14岁开始写剧本，25岁发表了后来风靡全球的小说《少年维特之烦恼》，他完成这部小说，仅用了4个星期的时间。歌德花了58年时间完成的诗剧《浮士德》把德国古典文学推向了高峰，并使魏玛这座小小的公园都城一跃成为当时德国与欧洲的文化中心。

- Nathan Leopold IQ=210

Leopold是芝加哥的富家子弟，智力极高，会说15种语言而且是个鸟类专家。当时是法学院的学生，狂热地崇拜尼采的

81

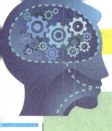

大脑正能量

"超人"学说。1924年5月21日,他和弟弟Loeb一起冷酷地无故杀害了一个14岁的邻家孩子,只是为了证明他们的智力能够干成一桩"完美的谋杀"而不被侦破,当时他19岁。他后来在法庭上被判终身监禁,在监狱度过了33年后被保释出狱,66岁时死于心脏病。

- Emanuel Swedenburg IQ=205

1689年,瑞典斯德哥尔摩一个基督教家庭诞生了一个小孩,从小他就有神秘的倾向,不到10岁就会和牧师们谈论神的事。大学毕业后,他到英国研习物理和天文学,也到过荷兰、法国和德国,他也喜欢机械,曾学习制表、书籍装订、雕刻术和镜片研磨等。他还研究宇宙论、数学、解剖学、经济学、冶金学、地质学和化学。几乎通晓那个时代的所有学问,学术成就远远超过他那个时代的水准,有些至今尚未能完全被理解。50多岁后,他放弃一切,开始了自称的"天启"的灵界

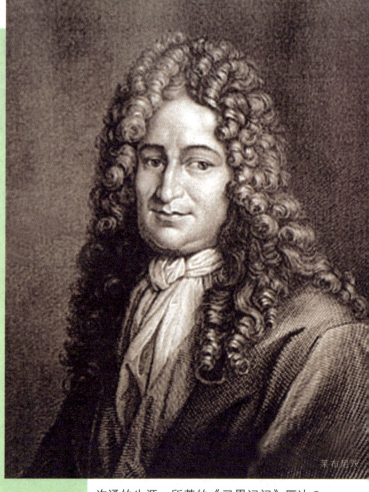

莱布尼茨

沟通的生涯。所著的《灵界记闻》厚达8大册数千页,记录了他30年来在异界的所见所闻。

- 莱布尼茨 IQ=205

莱布尼茨(1646—1716),德国数学家、哲学家和牛顿同为微积分学的创建人。1646年7月1日生于莱比锡,1716年11月14日卒于德国的汉诺威。他的多才多艺在史上很少有人能和他相比。他的著作包

括哲学、历史、语言、生物、地质、机械、数学、物理、外交、神学等方面。同时他还被认为是计算机科学和数学逻辑的创始人。

- **格劳秀斯** IQ=200

格劳秀斯（1583—1645）自幼有神童之称，11岁进入莱顿大学学习，15岁赴法国奥尔良大学攻读法律专业，16岁回荷兰海牙任律师，20岁任官修《荷西战史》总编辑，25岁担任荷兰等省检察长。然而格劳秀斯的成功并不限于此，他的著作《战争与和平法》《捕获法》和《论海上自由》，全面系统地论述了近代国际的基本原理，使他成为近代国际法学的奠基人，而被世人誉为"国际法始祖"。

- **亚里士多德** IQ=200

亚里士多德（前384—前322）是古

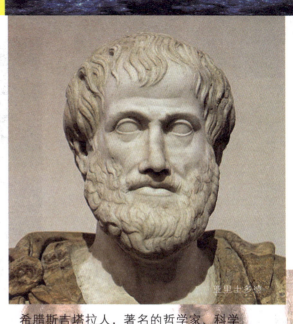

亚里士多德

希腊斯吉塔拉人，著名的哲学家、科学家、教育家。亚里士多德是柏拉图的学生，亚历山大的老师。公元前335年，他在雅典办了一所叫吕克昂的学校，被称为逍遥学派。马克思曾称亚里士多德是古希腊哲学家中最博学的人物，恩格斯称他是古代的黑格尔。亚里士多德一生勤奋治学，从事的学术研究涉及逻辑学、修辞学、物理学、生物学、教育学、心理学、政治学、经济学、美学等，写下了大量的著作，主要有：《工具论》《形而上学》《政治学》等。

精密的大脑

1.大脑约拥有10 000亿个细胞，其中只有1000亿个神经细胞，其余的是为大脑细胞供给营养的星状胶质细胞。而人类的大脑皮层拥有140亿个神经细胞，

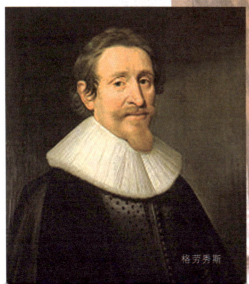

格劳秀斯

大脑正能量

这140亿个神经细胞是人类最活跃的思考细胞,还有一部分是用来思考人的身体状态的,比如说你的心跳、消化、呼吸、排泄等一系列生理活动都是由这部分控制的。

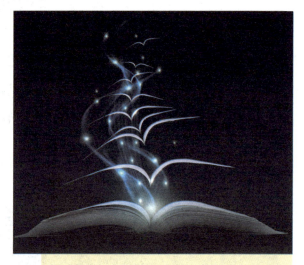

2.人类的大脑在2岁前进行急速发育,在儿童时期高速构造,到成人20岁时,大脑的可塑性变得很低,这也可以说明为什么成人都那么的固执与自以为是。大脑细胞每天都在死亡与再生中更新,只是再生的速度不同,进行大量脑力劳动的人大脑细胞生成得快,而懒人和超负荷使用大脑的人细胞死亡快,年龄并不是绝对性因素。

3.大脑的体积并不能代表一个人智力的高低,从自己的生活经历你也可以自己判断。举个例子,是不是越大的手机越智能呢?是不是越大的物体就越重呢?当然不是。智力或许与大脑的密度有关系,但是证据不足。

4.大脑的利用率是百分之百,但是这并不表示我们的智力已是上限,因为人的神经细胞之间存在着神经连接突触,怎么连接有无数种可能,因此也决定人的性格、知识力和记忆。

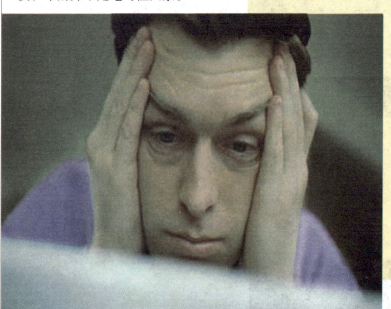

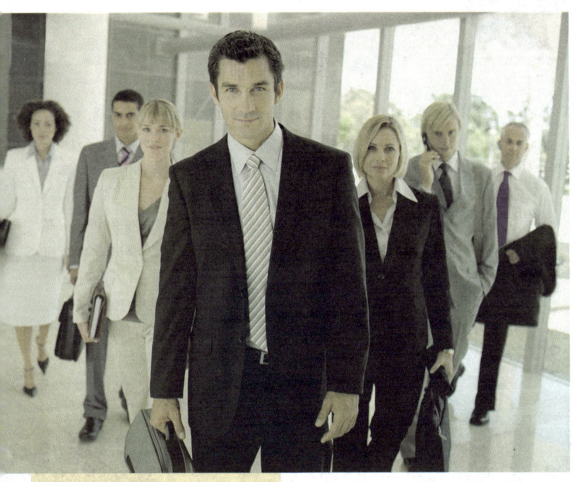

就像汉字，常用的只有几千个，你可以用汉字谱写优美的篇章，也可以平凡无奇。

5.人的大脑与肾脏有关。在人的身体里有一种很珍贵的营养素，暂且把它称作生机素。生机素分配给人的造血细胞、大脑细胞和生殖细胞。生机素越多人的智力就越高，所以大失血以及纵欲都会降低智商。

6.胼胝体核心。人有左右脑之分，胼胝体即是左右脑的连桥，当左右脑达到一个整体工作状态时，智力可提升5~10倍。

7.自信。自信会产生积极的脑电流，如果一个人一直认为自己不行，那么就会有抑制电流阻碍自己的智力，所以自信是重要的前提。

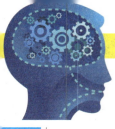

大脑正能量

● 梦的解析

梦是一种主体经验，是人在睡眠时产生想象的影像、声音、思考或感觉。梦的内容通常是非自愿的，也有些梦的内容是自己可控制的。无论内容是控制的还是自愿的，梦的整个过程是一种被动体验，而非主动体验过程。梦是一种神经行为，也有解释是人的潜意识突显。做梦与快速动眼睡眠有关，那是发生在睡眠后期的一种浅睡状态，其特色为快速的眼球水平运动、脑桥的刺激、呼吸与心跳速度加快以及暂时性的肢体麻痹。梦也有可能发生在其他睡眠时期中，不过比较少见。在进入深度睡眠时发生的入睡状态被认为和做梦有关。

绝大部分的科学家相信所有人类都会做梦，并且在每次睡眠中都会有相同的频率。因此，如果一个人觉得他们没有做梦或者一个夜晚中只做了一个梦，这是因为他们关于那些梦的记忆已经消失了。这种"记忆抹除"的情况通常发生在一个人是自然缓和地从快速动眼睡

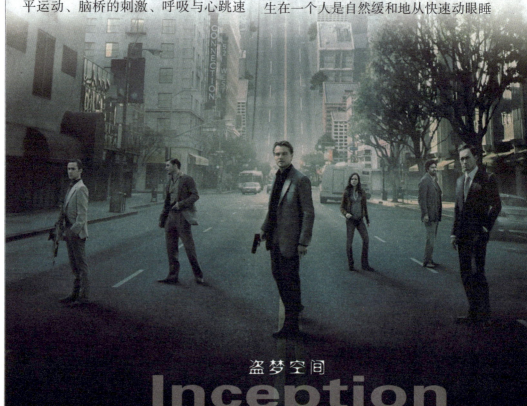

盗梦空间
Inception

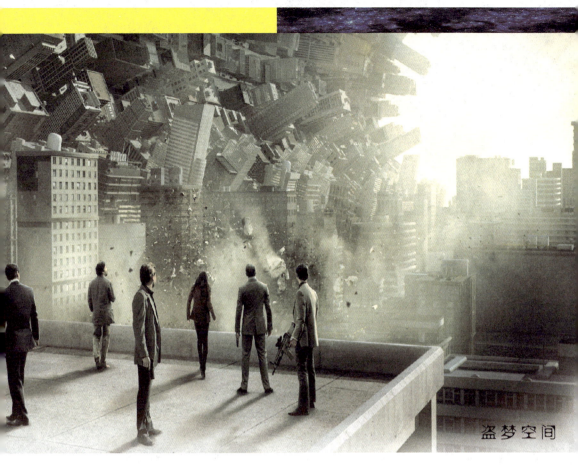

盗梦空间

眠阶段经过慢波睡眠期而进入清醒状态。如果一个人直接从快速动眼睡眠期中被叫醒的话（比如说被闹钟叫醒），他们就比较可能会记得那段快速动眼期所做的梦。不过并非所有发生在快速动眼期的梦都会被记得，因为每个快速动眼期之间会插入慢波睡眠期，而那会导致前一个梦的记忆消失。

也有人认为上述有关梦的解释是不科学的，梦只是人睡眠时的一种心理活动，梦中的心理活动与人清醒时的心理活动一样都是客观事物在人脑中的反映。离奇的梦境是因人睡眠大脑意识不清时对各种客观事物的刺激产生的错觉引起的。如人清醒心动过速时产生的似乎被追赶的心悸感，在梦中变成了被人追赶的离奇恐怖的噩梦，人清醒心动过慢或早搏时引起的心悬空、心下沉的心悸感，在梦中变成了人悬空、人下落的离奇恐怖的噩梦。梦中经常能感觉到一些人清醒时不易感觉到的轻微的生理症状，是因

大脑正能量

人睡眠时来自外界的各种客观事物的刺激相对变小,来自体内的各种客观事物的刺激相对变强引起的。相关梦的研究著作有弗洛伊德的《梦的解析》。

梦因解析 >

• 物理因素

我国古代思想家认识到人的一部分梦境是由来自体内外的物理刺激制造的。来自体内的物理刺激,如一个人腹内的食物过量或不足的刺激而引起的梦境。所谓"甚饱则梦与,甚饥则梦取",或"甚饱则梦行,甚饥则梦卧"。有来自体外的物理刺激,如人在睡眠中"藉带而寝则梦蛇,飞鸟衔发则梦飞","身冷梦水,身热梦火","将阴梦水,将晴梦火","蛇之扰我也以带系,雷之震于耳也似鼓入"。在梦的分类一节中的"感梦"(由感受风雨寒暑引起的梦)和"时梦"(由季节时令变化引起的梦)均属于由外部物理刺激引起的梦。我国现代著名心理学家张耀翔教授对此曾评论道:"承认物理的刺激作为梦的原因,破除了无数关于梦的迷信。"

• 生理因素

梦的过程就是生物神经系统在进入或退出休眠过程残留记忆,是复杂的生物神经系统,自然控制生物个体睡眠活动。或因为不同年龄段、不同性别、激素水平不同,出现性活动梦幻记忆残留;或因身体某部位极度疲劳或者松懈,细胞代谢水平残留物蓄积导致神经系统感觉不同;或因睡眠期间环境噪声、光线、温度变化、床铺震动等感觉不同,导致神经系统记忆残留不同;大部分睡眠都有梦,都忘记了梦。是自然的生理活动,本身没有任何意义。

• 心理因素

我国古代思想家和医学家不仅认识到物理因素和生理因素可导致梦境,而且认识到心理因素也可导致做梦。有哪些心理因素会引起人的梦境呢?从我国古代思想家和医学家的言论来看,感知、记忆、思虑、情感、性格都会影响梦的产生及梦的内容。但论述较多的是思虑、情感、性格对梦的影响。

• 思虑致梦

我国古代思想家几乎毫无例外地认为日有所思,夜有所梦。东汉时期的王符就认为:"人有所思,即梦其到;有忧,即梦其事。"又说:"昼有所思,夜梦其事。"他还曾举例说:"孔子生于乱世,日思周公之德,夜即梦之。"列子也认为"昼想"与

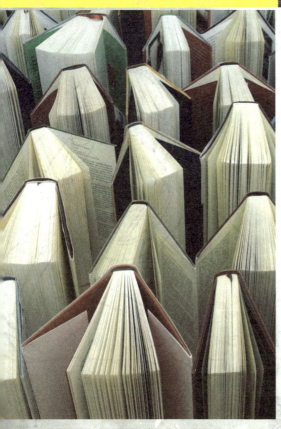

"夜梦"是密切相关的。明代的熊伯龙亦认为,"至于梦,更属'思念存想之所致'矣。日有所思,夜则梦之。"同代思想家王廷相也认为:"梦,思也,缘也,感心之迹也。"那就是说梦既可由思虑引起,也可由感知、记忆引起。也即是说,王廷相认为人的整个认知过程都可引起梦境。如前文所述,他把夜间之梦看成是白日"思"的延伸、继续。所谓"在未寐之前则为思,既寐之后即为梦,是梦即思也,思即梦也"。他又说:"思扰于昼,而梦亦纷扰于夜矣。"

• 情感致梦

东汉王符所说的"性情之梦",《列子》中所言的"喜梦"、"惧梦"、"噩梦"均属于情感引起的梦。晋代的张湛亦云:"昼无情念,夜无梦寐。"明代的熊伯龙,在承认思虑致梦的同时,也对情感致梦有十分深刻的认识。他举例说:"唐玄宗好祈坛,梦玄元皇帝;宋子业耽淫戏,梦女子相骂;谢朓梦中得句,李白梦笔生花,皆忧乐存心之所致也。"

• 性格致梦

我国古代思想家认为,人的性格对梦的内容有很大的影响。所谓"好仁者,多梦松柏桃李,好义者多梦刀兵金铁,好礼者多梦簠簋笾豆,好智者多梦江湖川泽,好信者多梦山岳原野"。这段话除了说明

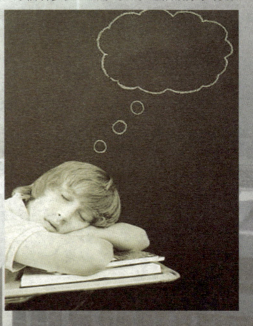

大脑正能量

梦境必须依赖经验外，亦可说明梦对人性格的依存性。王廷相认为，具有"骄吝之心"的人，在梦中就会争强斗胜；而具有"忮求之心"的人，在梦中亦会追货逐利。总之不同的性格对梦境中的内容有不同影响。

梦的原理

• 信息运动原理

大脑存储的各种信息就像是地上的很多小纸条，如果这些小纸条与一些较大的作用力同时存在的话，就必然会产生运动；当人们睡觉时，大脑内的各种情绪和其他

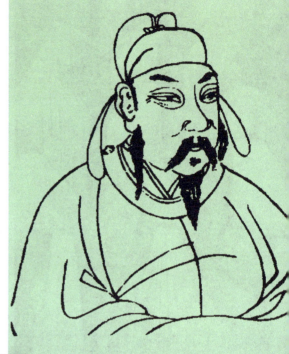

王廷

能量并没有消失（主要是侦测外界的危险），就自然会带动大脑内的信息；而大脑中的很多信息都是互相联系着的，那么就像是一个锁链，你提起了一端，另一端也会被提起，所以就引发了各种情景的梦境。

• 触发端原理

引发大脑能量运作，是有不同触发端的，主要分为：外界触发端和内心触发端。

（1）外界触发端：主要是睡觉过程中，身体感受外界的各种信息，从

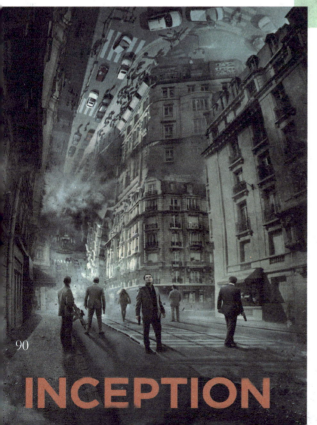

而引发人们做相关信息的梦境。

如：当床铺比较热的时候，我们比较容易梦到"火"或各种"热源"；当旁边响起轻微的"警铃声"时我们容易梦到"消防车"、"救护车"或"警车"等；当旁边有人播放"救命"的喊叫声时，我们就比较容易梦到"逃命"的场景；当全部加在一起，您将会梦到"火灾"，而您不久就会被噩梦惊醒，依此来避免各种"灾难"。

（2）内在触发端：包括身体的疾病或舒适感，和心理的各种日常的思考、情感、喜好等。

如：人们有各种疾病时，经常会出现噩梦，以及各种生理因素所导致的梦境；人们在睡前情绪激动或持续思考等，就容易做一些相关的梦，所谓"日有所思，夜有所梦"；而在这些梦境很多时候与你日常的喜好有关。

• 有意识原理

其实在梦中，人们还是有一定意识的，可以进行一些逻辑思考和判断（因为这样可以更好地避开危险）。

如：当我们做梦自己牙齿掉了时，您就会在梦里反复地思考自己牙齿没了以后该怎么办等问题，说明在做梦时我们还是有"意识"的，可以进行各种"思考"的；

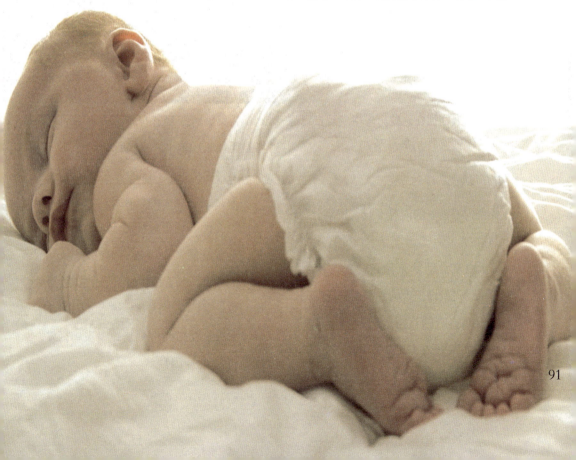

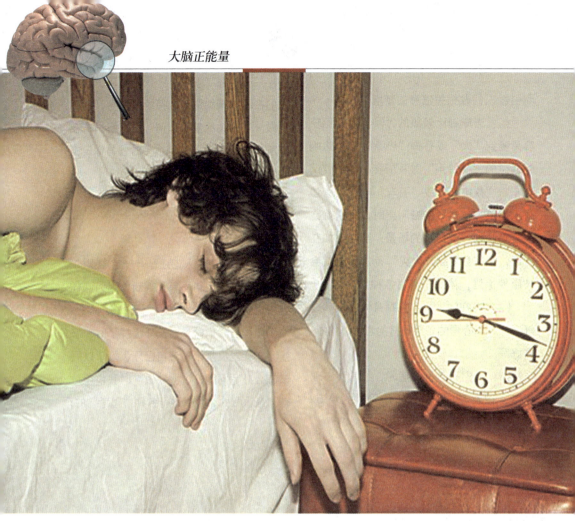

最后有些人往往在这些思考中发现自己原来在"做梦",而后醒过来。

梦的类型

古人根据梦的内容不同,把梦分为以下14类:

1.直梦。即梦见什么就发生什么,梦见谁就见到谁。人的梦都是象征性的,有的含蓄,有的直露,后者就是直梦。如你与朋友好久不见,夜里梦之,白日见之,此直梦也。

2.象梦。即梦意在梦境内容中通过象征手段表现出来。我们所梦到的一切,都是通过象征手法表现的。人梦到登天,其实人是无法登天的,在此,天是具有象征意义的。如天象征阳刚、尊贵、帝王;地象征阴柔、母亲、生育等等。

3.因梦。由于睡眠时五官的刺激而作的梦。"阴气壮则梦涉大水,阳气壮则梦涉大火,藉带而寝则梦蛇,飞鸟衔发则梦飞",此即因梦。

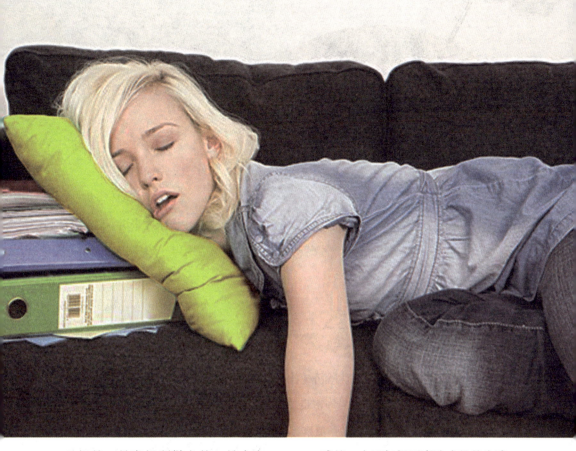

4.想梦。是意想所做之梦，是内在精神活动的产物，通常所说"日有所思，夜有所梦"即想梦也。

5.精梦。由精神状态导致的梦，是凝念注神所做的梦，使近于想梦的一种梦。

6.性梦。是由于人的性情和好恶不同引起的梦。性梦主要不是讲做梦的原因，而是讲做梦者的对梦的态度。

7.人梦。人梦是指同样的梦境对于不同的人有不同的意义。

8.感梦。由于气候因素造成的梦为感梦。即由于外界气候的原因，使人有所感而做之梦。

9.时梦。时乃四时，由于季节因素造成的梦为时梦。"春梦发生，夏梦高明，秋冬梦熟藏，此谓时梦也。"

10.反梦。反梦就是相反的梦，阴极则吉，阳极则凶，谓之反梦。在民间解梦，常有梦中所做与事实相反之说，在历代典籍中，亦多有反梦的记载，成语

大脑正能量

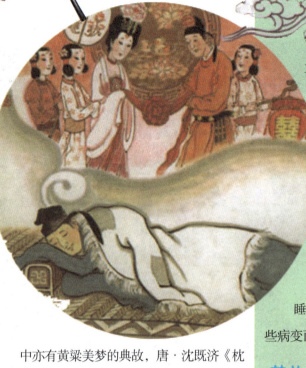

中亦有黄粱美梦的典故，唐·沈既济《枕中记》，说卢生在梦中享尽了荣华富贵，醒来时，蒸的黄粱米饭尚未熟，只落得一场空。可见反梦在人的梦中占有很大的比重。

11.籍梦。也就是托梦，此类梦在古代书籍中也有不少记载。人们认为神灵或祖先会通过梦来向我们预告吉凶祸福。当今科学证明，也与我们遗传基因有关，祖先一些特殊经历通过代代相传而变成我们的梦境，使我们了解。知道一些危险的防御方法，所以有科学家认为如果没有梦境也许人类早就灭绝了。

12.转梦。是指梦的内容多变，飘忽不定。

13.病梦。人体病变的梦兆，从中医角度来讲，是于人体的阴阳五行失调而造成的梦。

14.鬼梦。即噩梦，梦境可怕恐怖的梦。鬼梦多是由于睡觉姿势不正确，或由于身体的某些病变而造成的梦。

梦的新义

据最新研究，梦的意义并没有我们通常认为的那么复杂，也没有隐喻特殊的含义。

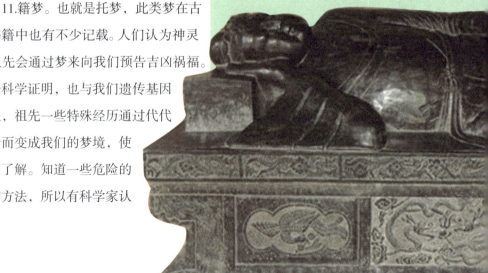

DA NAO ZHENG NENG LIANG

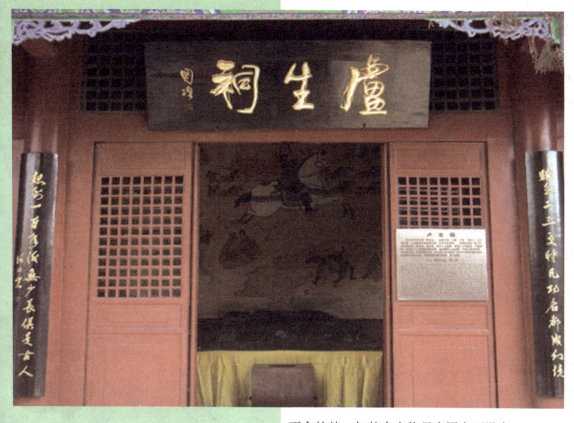

梦与健康

1.梦是健康的表现

医生们的最新研究成果证实，人脑中并不像过去设想的那样存在着一个"睡梦中心"，梦是人脑中主管各种功能的各个中心点联合作用的结果。如果某一个中心点受到损害，就形成梦，或形成一种残缺不全的梦，如梦中人物只有语言而没有图像。

2.做"白日梦"有利身心

人在清醒状态下出现的带有幻想情节的心理活动，在心理学上叫"白日梦"，也称"遐思"。

从心理学观点来说，做"白日梦"是一种有效的松弛心理神经的方法。

研究人体心理卫生的专家称，虽然目前尚未搞清楚"白日梦"对影响人体身心健康的确切机制，但可以肯定，这

大脑正能量

种大脑活动对免疫系统起着良性的促进作用。另一方面,"白日梦"能让大脑的左侧从语言活动中解脱并处于休息状态,让右脑充分发挥其直观时形象思维能力,从而使善于语言思维和用右手劳动者的疲劳得以消除。

3.噩梦是疾病的预报

梦境是每个人都会有的潜意识心理反应,梦虽然荒诞无稽,但有些往往透露出身体健康状况的蛛丝马迹,所以中国古代就盛传着一说。

心理学家认为,梦好像是一台仪表,它对一些尚不为自己所知的身体变化会有所反应。譬如,有些肝炎病人在发病前几天会出现令人焦躁、恐惧的梦境,有的病人诉说在梦中感到右肋部损伤等。

4.梦是心理冲突的显现

著名心理专家郝滨在其著作《催眠与心理压力释放》中说:"梦中会出现欲望、情绪等各种感受,虽然这些

DA NAO ZHENG NENG LIANG

都是你的神经系统产生的，但并不能完全代表你，不能说梦中出现的需求就是你的本质所在。很多时候理性需求与感受类需求是相互矛盾的，他们并存在你的意识中，并相互争斗伴随你的一生。这些需求之间的冲突可能使你无所适从，而导致心理障碍。但是，假如你拥有了足够强大的自我功能而很好地协调这些冲突，他们反而会使你获得更好的成长。其实这也就是很多人接受释梦、催眠等技术手段进行心理治疗获得个人成长的主要目的之一。"

科学史上著名的梦

- 苯

所有的证据都表明苯分子非常对称，大家实在难以想象6个碳原子和6个氢原子怎么能够完全对称地排列、形成稳定的分子。1864年冬的某一天，德国化学家凯库勒坐在壁炉前打了个瞌睡，原子和分子们开始在幻觉中跳舞，一条碳原子链像蛇一样咬住自己的尾巴，在他眼前旋转。猛然惊醒之后，凯库勒明白了苯分子是一个环，就是现在充满了我们的有机化学教科书的那个六角形的圈圈。

后来，人们发现苯的分子结构远比凯库勒想象的复杂得多，这是后话，不过，凯库勒提出的苯的结构图（习

大脑正能量

惯上称为凯库勒式）能解释一些现象，仍然有一定的价值。

- **生物学家洛伊**

早上6点钟，他突然想到，自己昨夜记下了一些极其重要的东西，赶紧把那张纸拿来看，却怎么也看不明白自己画的是什么鬼画符。幸运的是，第二天凌晨3点，逃走的新思想又回来了，它是一个实验的设计方法，可以用来验证洛伊17年前提出的某个假说是否正确。洛伊赶紧起床，跑到实验室，杀掉了两只青蛙，取出蛙心泡在生理盐水里，其中一号带着迷走神经，

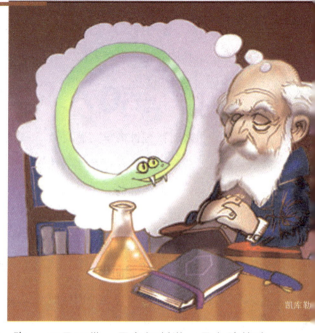

凯库勒

二号不带。用电极刺激一号心脏的迷走神经使心脏跳动变慢，几分钟后把泡着它的盐水移到二号心脏所在的容

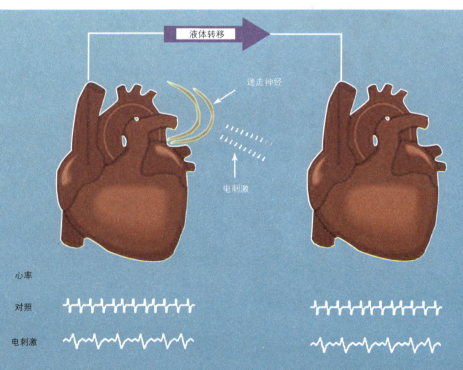

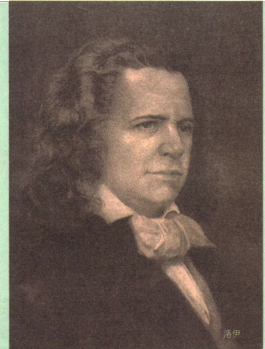

洛伊

器里,结果二号心脏的跳动也放慢了。这个实验表明,神经并不直接作用于肌肉,而是通过释放化学物质来起作用,一号心脏的迷走神经受刺激时产生了某些物质,它们溶解在盐水里,对二号心脏产生了作用。神经冲动的化学传递就这样被发现了,它开启了一个全新的研究领域,并使洛伊获得1936年诺贝尔生理学或医学奖。

• 元素周期表

当时已发现了63种元素,科学家不可避免地会想到,自然界是否存在某种规律,使元素能够有序地分门别类、各得其所?35岁的俄国化学教授门捷列夫苦苦思索着这个问题,在疲倦中进入了梦乡。在梦里他看到一张表,元素们纷纷落在合适的格子里。醒来后他立刻记下了这个表的设计理念:元素的性质随原子序数的递增,呈现有规律的变化。门捷列夫在他的表里为未知元素留下了空位,后来,很快就有新元素来填充,各种性质与他的预言惊人地吻合。

• 曲针的发明

在工业化的服装生产出现之前,人们概念里的缝纫针都是一样的:穿线的洞开在与针尖相反的一头,因此针穿过布料的时候,线最后才穿过。对手工缝纫来说这没什么问题,但工业化的缝纫

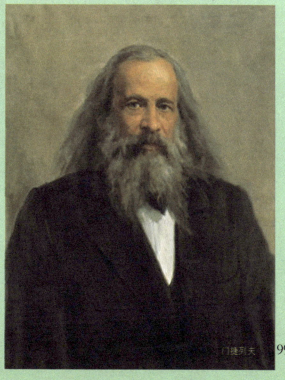

门捷列夫

机需要让线先穿过布料。当时的发明家们采用了双头针或多针的方法，但都效率不高。19世纪40年代，美国人埃利亚斯·豪在不能解决这个问题的困扰中入睡，梦见一帮野蛮人要砍掉他的头或煮他来吃。关于这个细节有不同的说法，总之是处境大大的不妙，豪拼命地想爬出锅或躲过砍刀，但被野蛮人们用长矛恐吓着，在这时他看到长矛的尖头上开着孔。

这个梦使他决定放弃手工缝纫的原理，设计了针孔开在针头一端的曲针，配合使用飞梭来锁线。1845年他的第一台模型问世，每分钟能缝250针，比好几个熟练工人还快，真正实用的工业缝纫原理终于出现了。

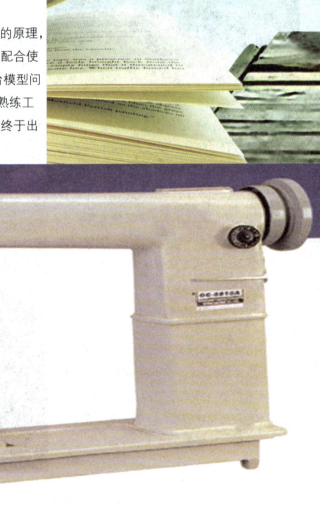

> **梦的名言**

●梦想绝不是梦，两者之间的差别通常都有一段非常值得人们深思的距离。（古龙）

●梦是心灵的思想，是我们的秘密真情。（杜鲁门·卡波特）

●人生最苦痛的是梦醒了无路可走。做梦的人是幸福的；倘没有看出可以走的路，最要紧的是不要去惊醒他。（鲁迅）

●不要光做梦，要学会把梦变成真。当青云平步手攀丹桂时，自有凌云志。（方海权）

●一个有事业追求的人，可以把"梦"做得高些。虽然开始时是梦想，但只要不停地做，不轻易放弃，梦想能成真。（虞有澄【美】）

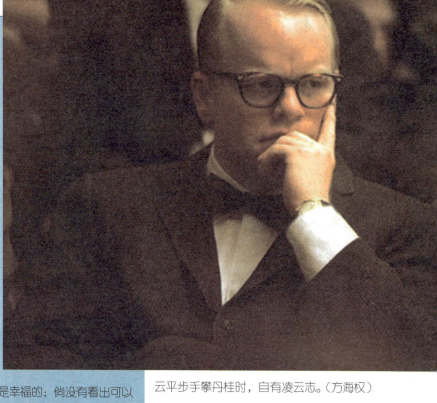

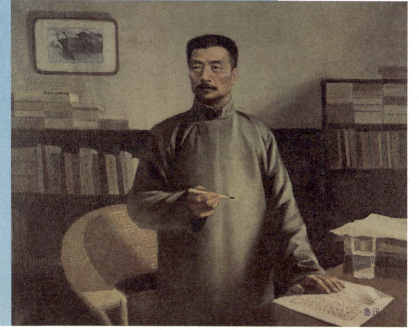

鲁迅

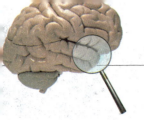

大脑正能量

● 大脑的奇妙事

尽管科学家一个接一个的科研成果让我们对记忆有了越来越多的了解,但直到今天,科学家所发现的所谓大脑的秘密也只是冰山一角,在很大程度上,大脑和记忆仍是神秘的。研究人员认为,记忆是一个过程,并且当你记忆的时候,实际上就是你把保存在大脑中零零碎碎的信息进行重建。但让人不解的是,究竟是什么东西引发大脑开始这个重建过程?这个谜团继续等待科学家们去寻找答案,但有些事情是已经科学家证实了的。

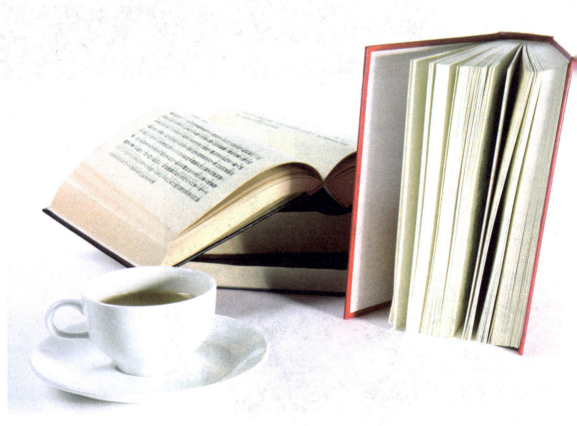

DA NAO ZHENG NENG LIANG

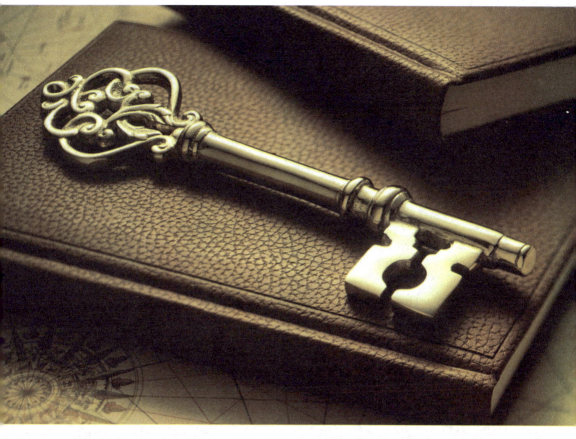

大脑喜欢色彩 〉

平时使用高质量的有色笔或使用有色纸，颜色能帮助记忆。色彩会影响大脑的认知和分析能力，因此大人的世界不要总是黑白分明，可以学学孩子，多用五颜六色的东西。比如浅红和橘黄，是对人最有警示作用的两种颜色，能刺激大脑反应，提高注意力。

大脑集中精力最多只有25分钟 〉

对成人而言，学习20到30分钟后就应该休息10分钟。你可以利用这段时间做点家务，10分钟后再回来继续学习，效果会更好。大脑需要休息，才能学得快，记得牢。如果你感到很累，先拿出20分钟小睡一会儿再继续学习效果会更好。

大脑正能量

大脑需要燃料

大脑是一台珍贵而复杂的机器,所以你必须给它补充"优质燃料"。垃圾食品、劣质食品、所有化学制品和防腐剂,不仅损害身体,还削弱智力。英国一项新研究显示,饮食结构影响你的智商。

大脑是电气化学活动的海洋

电和化学物质在水里能更好地流动,如果你脱水,就无法集中精力。专家建议,日常生活要多喝水,保持身体必需的水分,而且一天最好不要饮用相同的

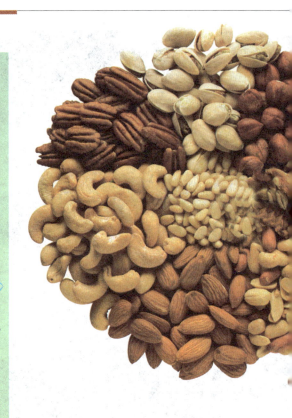

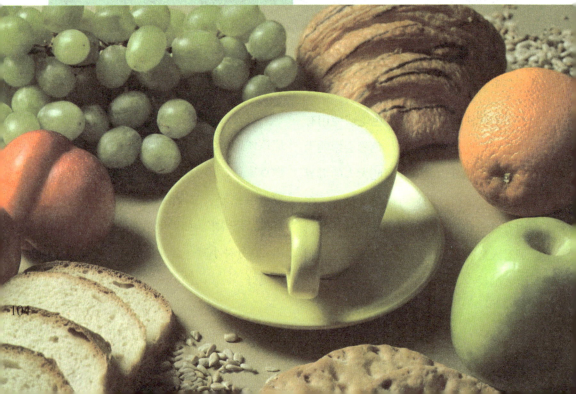

饮料，可以交换着喝矿泉水、果汁和咖啡等。另外，研究资料显示，经常性头痛和脱水有关。大脑电解质的运送大多依靠水分。所以身体缺水的时候，人会头疼、头晕、无法集中注意力。每天至少要喝8杯水，在做决定前或做用脑比较多的工作时，都多喝一点水。

大脑喜欢问题

当你在学习或读书过程中提出问题的时候，大脑会自动搜索答案，从而提高你的学习效率。从这个角度说，一个好的问题胜过一个答案。

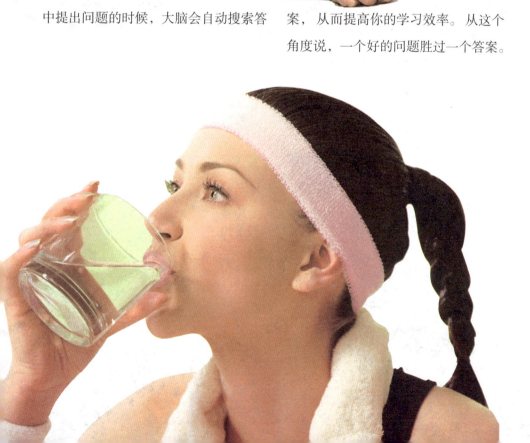

大脑正能量

大脑和身体有它们各自的节奏周期 >

一天中大脑思维最敏捷的时间有几段，如果你能在大脑功能最活跃的时候学习，就能节省很多时间，会取得很好的学习效果。

大脑和身体经常交流 >

如果身体很懒散，大脑就会认为你正在做的事情一点都不重要，大脑也就不会重视你所做的事情。所以，在学习的时候，你应该端坐、身体稍微前倾，让大脑保持警觉。思考问题时，手里把玩一样东西，或下意识地敲敲桌面，离

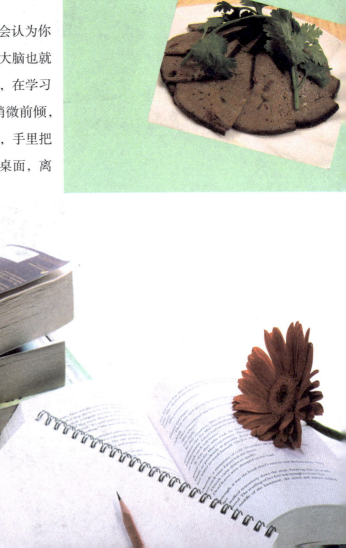

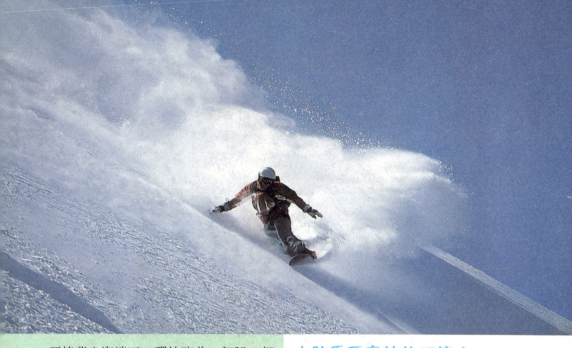

开椅背坐姿端正,哪怕跷着二郎腿,都会让大脑保持警觉。另外,散步或室内踱步是思考问题的好方式。

大脑需要氧气 >

大脑虽然只占人体体重的 2%,但耗氧量达全身耗氧量的 25%。充足的氧气可以让大脑快速思考,而缺氧时,人会觉得没干什么活却非常疲惫、情绪善变、困得要命却睡不着。平时会多吃一些含铁食物,如猪肝、黑木耳等,因为铁能增强血红蛋白运输氧气的能力。此外,每 1~2 周到山里去呼吸一次高质量的氧气,经常到户外走走,运动运动身体,而不是整天在城市里吞吐汽车尾气。

大脑需要宽敞的环境 >

尽量在一个宽敞的地方学习,这对你的大脑有好处。在30平方米的办公室里办公的人,和在10平方米的办公室里办公的人,思维方式是不一样的。大脑更喜欢宽敞的环境,视野开阔首先让人

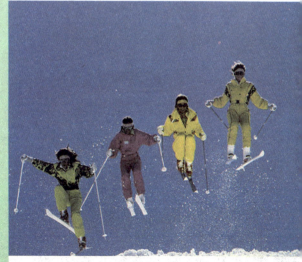

大脑正能量

更喜欢宽敞的环境，视野开阔首先让人的心理不压抑，情绪好对大脑的思考会产生影响。其次，眼睛看到的东西越多，越能刺激大脑的思维。如果你经常身处狭窄的环境中，就要多去户外走走，解放大脑。

大脑喜欢整洁的空间 >

在一个整洁、有条有理的家庭长大的孩子在学业上的表现更好。为什么？因为接受了安排外部环境的训练后，大脑学会了组织内部知识的技巧，你的记忆力会更好。

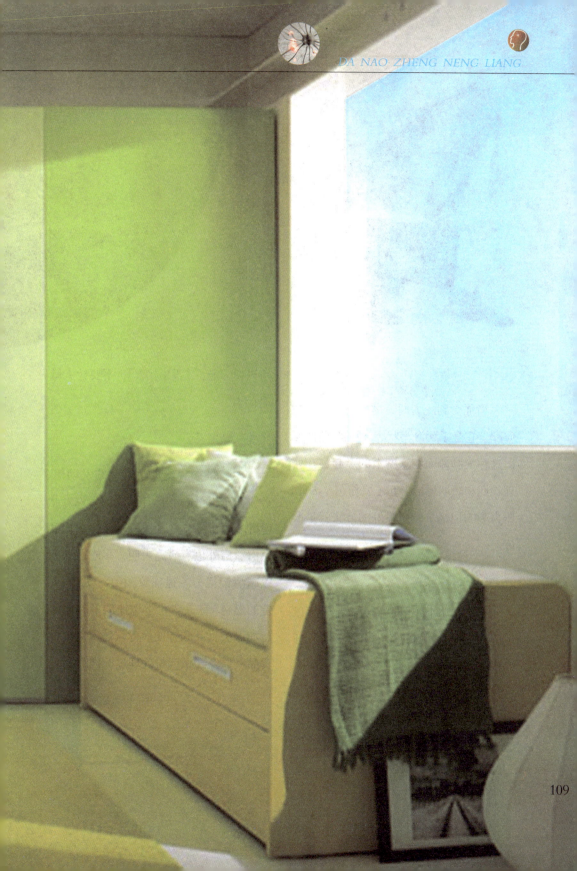

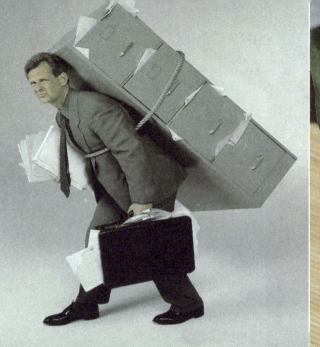
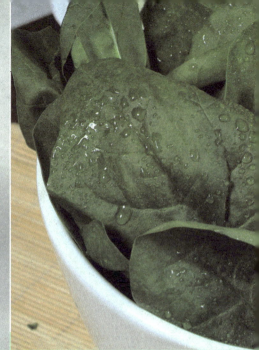

压力影响记忆

当你受到压力时,体内就会产生皮质醇,它会杀死海马状突起里的脑细胞,而这种大脑侧面脑室壁上的隆起物在处理长期和短期记忆上起主要作用。因此,压力影响记忆。减压最好的方法就是锻炼。

大脑如同肌肉

无论在哪个年龄段,大脑都是可以训练和加强的。毫无疑问,不要寻找任何借口。不要整天呆在家里无所事事,这只能使大脑老化的速度加快。专业运动员每天都要训练,才能有突出表现。所以你一定要"没事找事",不要让大脑老闲着。

大脑爱吃菠菜

大脑是一台珍贵而复杂的发动机,必须补充"优质燃料",比如菠菜,以及肥瘦搭配的新鲜肉类,最好是牛肉、羊肉和鱼肉。国外也有研究表明,多吃菠菜可以减少记忆力减退现象。相反,大脑"最差的燃料"就是含化学添加剂多的食物,比如罐头食品和方便面等含防腐剂多的食品,以及经嫩肉粉处理过的肉类。

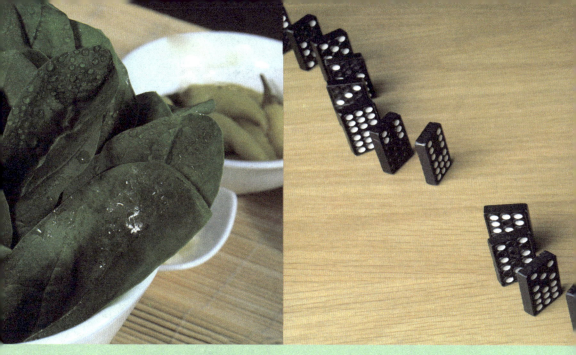

大脑喜欢"运动"

有这样一些老人，70多岁的大脑，但脑回非常饱满，一点皱缩都没有。他们大多从事脑力或艺术类工作，在晚年还不断工作，是所谓的"活跃人"。"能让你去动脑琢磨的游戏，是最好的脑锻炼方法。"例如，桥牌和适度地打麻将。此外，也可以有意识地在晚上回忆一天的经历。但脑筋急转弯等让人绞尽脑汁却百思不得其解的游戏并不可取，因为它的无逻辑并不会对大脑起到促进作用。此外，在压力很大的情况下过度用脑，会对大脑形成一定的损害。

大脑爱听自言自语

自言自语其实是一个人在对大脑说，它是巩固记忆、修整认识的一个很好的方法。但最好多说积极的话。比如不要说"我怎么老是迟到"，最好说"明天我一定不会迟到"，鼓励自己，增强大脑对这一想法的认知。另外，大脑需要重复，重复的间隔时间越短，记忆的效果越好。

大脑比眼睛快

看书时，不要让目光一行一行，甚至一个字一个字地移动，而要让书离眼睛远一点，双眼一目十行地移动，让大

大脑正能量

脑尽可能接触很大范围的文字，这会提高你的阅读能力。因为大脑的理解速度其实比你眼睛看到文字、嘴读出文字的速度都要快，读得慢反而会造成大脑怠工。

两根香蕉可支撑大脑一天 >

大脑一天之内消耗的能量比一台冰箱内的灯光消耗得还要少，两根大香蕉就可以提供。令人惊奇的是，即便如此，大脑却显得非常高效。大脑的重量仅占体重的2%，但它所消耗的能量却占到了人体能耗总量的1/6。对于大脑来说，绝大多数能量都被用于维护日常运转，而冥思苦想所消耗的能量几乎可以忽略不计。

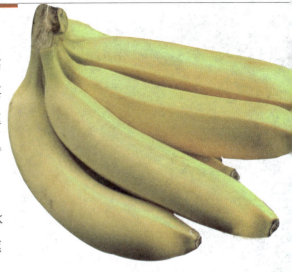

频繁倒时差会损坏记忆 >

经常性倒时差会给大脑的健康带来危害。如果一个人经常横渡许多时区，他的大脑将会受到损害并带来记忆方面的问题。其罪魁祸首可能是大脑对人们

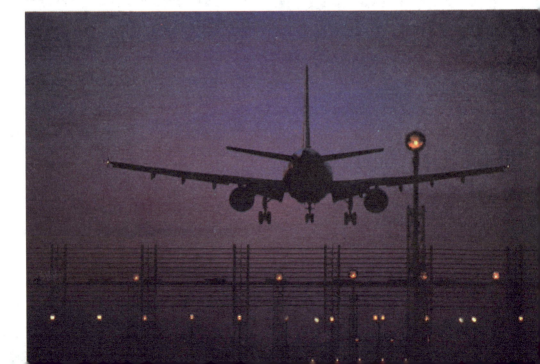

DA NAO ZHENG NENG LIANG

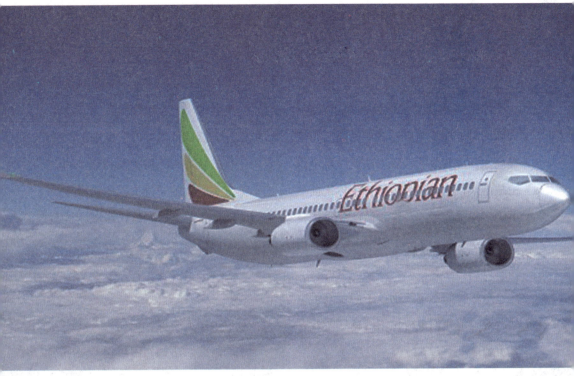

频繁倒时差的过程中释放的应激激素，应激激素会损坏顶叶和记忆。不过，一般人大可不必为此担忧，除非您为航空公司工作，否则很少有人会几乎每两个星期就会横跨多个时区飞行一次。此外，轮班工作者也面临同样的危险。与经常性倒时差一样，频繁改变工作时间也会给身体和大脑带来压力。

大脑难辨噪声中的来电

在一个喧闹的环境中打手机是相当困难的。当在一个嘈杂的屋子里打手机时，噪声会进入话筒并通过手机电路与对方的声音混合在一起，这样，大脑的负担就增加了，由于这些声音相似并混合在一起，大脑很难将它们分辨出来。此时，如果将话筒捂住，效果就会好很多。

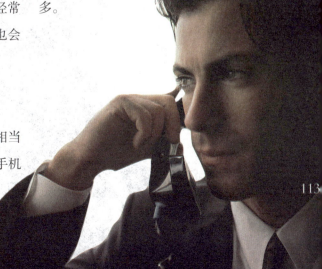

大脑正能量

声乐和电子枪战游戏有益大脑 >

如果能持续紧张地处理多重任务，大脑同时处理多个事情的能力就会得到提高。一个有效的锻炼方法就是玩电脑枪战游戏，你必须在敌人打中你之前尽可能多地击毙他们。这种游戏要求你将注意力在屏幕上进行有效的分配，这样，你就可以迅速发现敌人并作出反应。

虽然我们不应鼓励孩子们玩电子枪战游戏，但我们也应该了解这些游戏有其可取之处。

大脑有个笑话中心 >

不管听哪种笑话，大脑中央前额皮层有一个区域都比较活跃，而且其活跃程度与笑话的可笑程度明显相关，这个区域就是大脑前部的额叶。此前的研究表明，这一区域与获得报偿和奖赏的愉快感觉有关。大脑通过不同的途径接受笑话，然后将其输送到这一区域，从而评估值不值得为这个笑话发出笑声。

大脑对序列情有独钟 >

对于很多人来说，记住一首歌或者一首歌的某些段落相当困难，但对序列

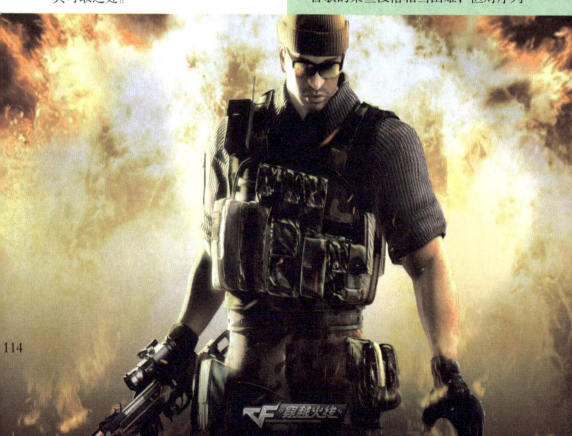

DA NAO ZHENG NENG LIANG

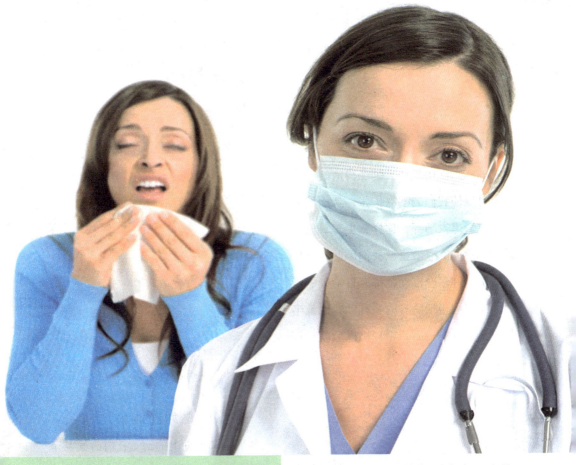

的记忆却情有独钟。其实，人们在生活中总是不得不记住一些序列性的东西，例如记住高速公路出口的名字等。只有记住这些序列，每天的生活才可能有效地进行。

大脑误会让人见光打喷嚏

有的人一见到阳光或灯光就鼻腔发痒，容易打喷嚏。还有人打不出喷嚏时，看到强光后一下子就打了出来。这是为什么呢？

打喷嚏的作用相当明显，那就是将进入鼻腔的异物驱逐出去。打喷嚏的控制中心位于大脑内部的侧延脑区域，这个区域的损伤就意味着我们失去打喷嚏的能力。由于眼睛和鼻子的知觉受到同一条三叉神经的支配，当眼睛受到阳光的刺激时，喷嚏控制中心常常误以为对

115

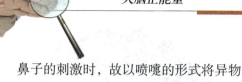

大脑正能量

鼻子的刺激时，故以喷嚏的形式将异物驱逐出去。

打哈欠让大脑变得清醒

虽然打哈欠常常与困意联系在一起，但它的实际作用是让大脑变得清醒。打哈欠可以使我们的咽喉扩张，从而使更多的空气进入肺部；这样，更多氧气便进入到我们的血液里，我们因此变得更为机敏。许多脊椎动物都有打哈欠的能力，这其中包括所有的哺乳动物以及半数以上的鸟类，胎儿在12周以后就会打哈欠了。

高度能让大脑产生幻觉

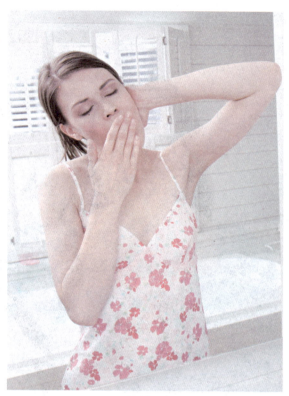

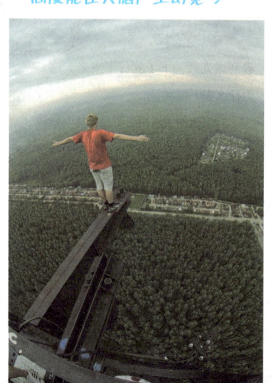

当达到一定高度的时候，人们会有一些视觉和感觉上的幻觉，有时候甚至会有情感上的突变。在攀登到海拔2400米以上之后，许多登山者会突然看不见身边的同伴，一些人还会看见光从自己或者其他人身上发射出来，有些人甚至看到了自己的第二个身体或者突然有种恐惧感。在科学家看来，这只不过是一种高原病。由于缺氧，大脑内部控制视觉、听觉甚至情感活动的区域受到了干扰，从而使人产生各种各样的幻觉。

DA NAO ZHENG NENG LIANG

令人惊异的动物大脑

蚂蚁的大脑被寄生真菌操控 >

在这个例子里，我们不是要讲蚂蚁的大脑有多么特别，而是讲它对一些种类的寄生真菌如何做出反应。冬虫夏草真菌感染蚂蚁，并把它们变成行尸走肉，操纵它们的行为，以驱散它们的孢子和繁殖能力。有点像一场噩梦，冬虫夏草真菌以蚂蚁的非重要器官为食，其细丝成长为蚂蚁的大脑，促使蚂蚁爬上附近植物的顶部，然后，真菌杀死蚂蚁，以蘑菇的形式从它的头部发芽。

海鞘吃自己的大脑 >

海鞘是两性动物，产生蝌蚪状的幼虫，分散到各处，寻找栖息之所。海鞘在幼体阶段，与鱼类、鸟类、爬行动物和哺乳动物有相同的解剖特点，但随着它们的成长，它们失去了自己的思维。它们消化自己控制运动的脑神经节，因为它们不再需要它了。

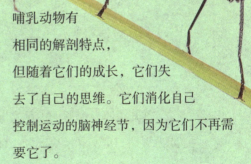

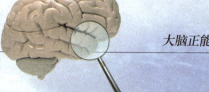

大脑正能量

巨型乌贼通过大脑进食 >

巨型乌贼进食时不得不将食物咬成小块,因为它们每吞咽一次,食物必须通过其环形的大脑,然后进入食管。对于这样一个大型的动物,巨型乌贼的大脑是出奇的小。新西兰奥克兰科技大学乌贼专家史蒂夫·奥谢说:"雄性巨型乌贼用一个仅重15克的脑,配合协调150千克的体重和10米的体长。"

海豚的大脑比人类大 >

你知道吗?海豚的大脑实际上比我们人类的还大。瓶鼻海豚等鲸类动物有能力识别、记忆和解决问题,使它们正式成为动物王国中智力最接近人类的动物。海豚的大脑皮层比人类的更为复杂。美国埃默里大学的海豚专家洛里·马里诺说,"按神经组织分析,海豚与人类都拥有心理状况。研究显示:海豚,尤其瓶鼻海豚的智商甚高,它们拥有独特的个性,拥有自我的观念,甚至为将来作打算!"

三刺鱼的大脑男女不平等

女人不如男人聪明的说法在很久以前就已被证明是错误的,但在一种奇特鱼类的世界,这种说法实际上是正确的。生活在冰岛米湖的三刺鱼的大脑在雄性和雌性之间有明显的不同。研究人员推测,这可能是由于一个事实,即雄性更具挑战性的角色,它们筑巢、求偶舞蹈表演和照顾幼小,而雌性只是选择伴侣和产卵。

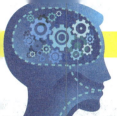

大脑正能量

水蛭有32个大脑

对于我们来说，水蛭是一种可怕和神奇动物，它们吸吮我们的血液，或帮助清理受感染的伤口。但不可否认，这些动物是绝对有趣的，它们有5双眼睛、300颗牙齿和32个大脑。它们看起来只有一个大脑，但是，大脑是由32个神经节组成，这意味着发挥32个大脑的作用。

线虫的大脑虽小但很强大

秀丽隐杆线虫的脑只有302个神经元，但尽管如此，它具有与高等生物的神经系统相同的功能。科学家正在研究这令人惊异的线虫大脑，以了解引导其复杂行为的基本机制。这些行为可能帮助科学家解开人类大脑的秘密。

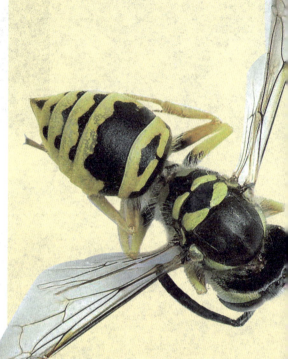

小黄蜂拥有昆虫界最小的神经系统

一种黄蜂"Megaphragma mymaripenne"尽管有完整的身体结构，包括眼睛、大脑、翅膀、肌肉、内脏和生殖器，但它比一个

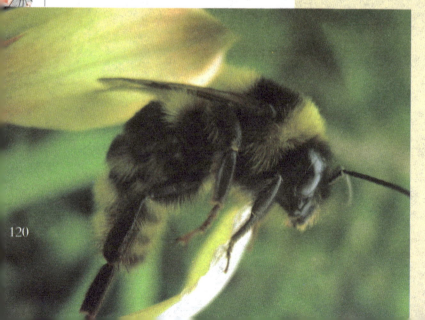

单细胞生物阿米巴还小。研究人员发现，这种黄蜂拥有昆虫界最小的神经系统。当幼虫变成成虫时，它的大脑里只存在几个神经元，因为在其头部没有足够的空间。它们仅能活5天。

鸦科动物的智慧令人惊异 >

鸦科，包括白嘴鸦、寒鸦、松鸦和喜鹊等，它们比大多数人想象的都要聪明得多，可能与灵长类动物一样聪明。它们有非凡的记忆、社会推理能力、制作和使用工具的技能，这令科学家惊讶。它们使用工具的能力可能会超过黑猩猩之类的灵长类动物，比如将棍子做成挂钩，用于钩物体。英国剑桥大学的动物学者克里斯托弗·伯德说："如果它们正在被观看，它们会隐藏自己的食物，但它们会做一些'假隐藏'，所以它们会用自己的嘴啄地上，而不是放置食物的地方。这有点像

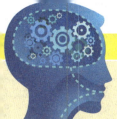

大脑正能量

混乱战略。"

蜘蛛的大脑占身体的大部分

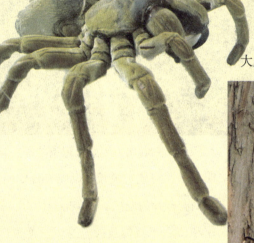

啄木鸟的头骨中有气囊

啄木鸟一天到晚都不停地用鸟嘴敲打坚硬的树干，大脑怎么不会受伤？因为像所有的鸟一样，啄木鸟有非常复杂的头骨，充满了微小的、非常轻的骨头，头骨仅占体重的1%；啄木鸟有一个内置的保护机制，防止大脑因颠簸而受伤，这就是气囊。

蜘蛛的大脑是如此之大，涉及到它们的身体的其余部分，它们的头脑部分一直连到腿。位于美国华盛顿的史密森尼亚热带研究所的科学家发现世界上最小的蜘蛛的中枢神经系统占据了总体腔的近80%。科学家说："我们怀疑幼小蜘蛛的大脑占了身体的大部分比例，随着大脑的增大，身体的比例反而减小。据测量，人类的大脑只占我们体重的大约2%~3%，一些微小的蚂蚁的大脑占体重的约15%。"

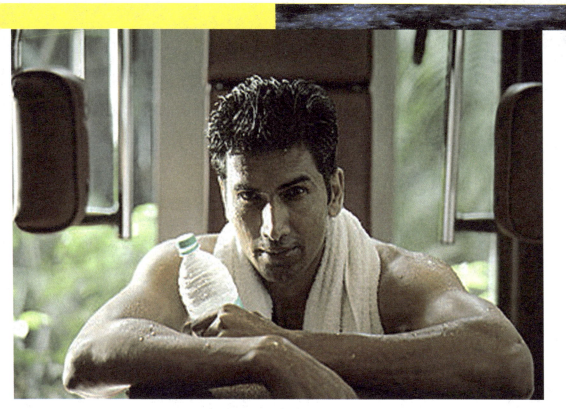

大脑健康百科

影响大脑的五种因素

1. 温度：用脑最佳温度是20℃左右。在这种温度下，大脑处理信息和思考问题的能力最强。当温度低于10℃时，虽然大脑清醒，但解决问题的能力很差。但温度超过35℃时，大脑能量消耗增大，过度疲劳，人则容易烦躁发怒。

2. 空气：氧气不足时，大脑的能量代谢能力下降，其功能就会降低。

3. 光线：在强光环境下，脑细胞受到刺激，会感到疲劳，不愿学习，不愿用脑，用脑率明显下降。

4. 颜色：当脑子疲劳时，看看绿色的田野，蔚蓝的天空，可以使人心平气和，头脑清醒。相反，如这时见到深红和黄，脑子虽然会出现暂时的兴奋，但随之趋抑制，使人昏昏欲睡。

5. 音响：脑子累了，欣赏片刻愉快轻松的歌曲，大脑疲劳即会消失，用

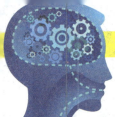

大脑正能量

脑效率就会提高。

用脑过度的信号

凡遇有如下情况出现则就不可继续用脑：

1. 头昏眼花，听力下降，耳壳发热；
2. 四肢乏力，打哈欠，嗜睡或瞌睡；
3. 注意力不集中，记忆力下降；
4. 思维不敏捷，反应迟钝；
5. 食欲下降，出现恶心、呕吐现象；
6. 出现性格改变，如烦躁、郁闷不语、忧郁等现象；
7. 看书时，看了一大段，却不明白其中的意思；
8. 写文章时，漏字、重复率增多。

这些都是用脑过度的信号，遇有以上情况，人们可以闭目养神或眺望远景，也可以做深呼吸数十次或到户外散步休息片刻。

损害大脑的十个不良习惯

长期饱食：导致脑动脉硬化、脑早衰和智力减退等现象。

轻视早餐：不吃早餐使人的血糖低于正常供给，对大脑的营养供应不足，久之对大脑有害。

甜食过量：甜食过量的儿童往往智商较低。这是因为减少对高蛋白和多种维生素的摄入，导致机体营养不良，从

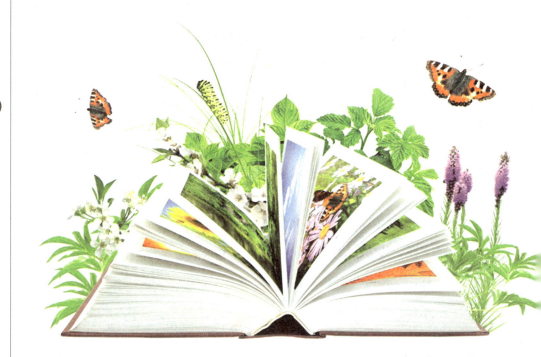

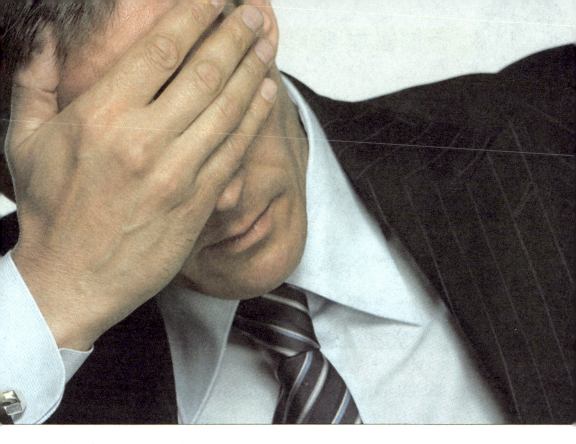

而影响大脑发育。

长期吸烟：常年吸烟使脑组织呈现不同程度萎缩，易患老年痴呆症。

睡眠不足：大脑消除疲劳的主要方式是睡眠。长期睡眠不足或质量太差，只会加速脑细胞的衰退，聪明的人也会糊涂起来。

少言寡语：经常说富有逻辑的话也会促进大脑的发育和锻炼大脑的功能。

空气污染：大脑是全身耗氧量最大的器官，只有充足的氧气供应才能提高大脑工作效率。

蒙头睡觉：随着棉被中二氧化碳浓度升高，氧气浓度不断下降，长时间吸进潮湿空气，对大脑危害极大。

不愿动脑：思考是锻炼大脑的最佳方法。不愿动脑的情况只能加快脑的退化，聪明人也会变得愚笨。

带病用脑：在身体不适或患疾病时，勉强坚持学习或工作，不仅效率低下，而且容易造成大脑损害。

快走·打球：大脑会更聪明 >

"规律的有氧运动和有一定技巧性的复杂运动相结合，最能起到锻炼大脑的作用。"研究人员说，规律的有氧

大脑正能量

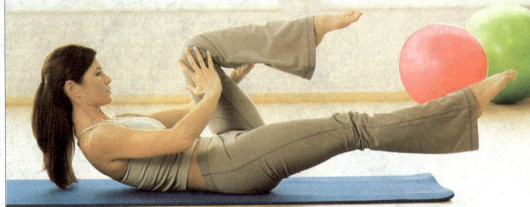

运动包括快走、慢跑、游泳、蹬车、瑜伽等,这些运动能让我们的心情平和愉悦,远离失眠的困扰。如果每周能坚持4次,每次30~40分钟的低强度有氧运动,16周后,以前从不运动的人入睡时间会缩短一半,总睡眠时间会延长1小时,这能提坚持有规律的有氧运动,可以让你在工作的时候"灵光"闪现,好创意源源不绝。

有一定技巧性的复杂运动,包括球类、爵士舞、拉丁舞等,它们需要身体多个部位协调配合,有助于锻炼大脑的控制力。在进行这些运动时,常常需要用脑思考,例如棒球手在投球时需要思考如何运用手臂的细微动作投出各种变幻莫测的球;舞者不仅要舞动身躯,还要注入情绪,一个眼神、一个表情都要经过设计;飞镖运动,大脑左右半球紧密配合,眼、心、手协调一致。

研究人员指出,运动还能增加血流量,向大脑源源不断地供应氧气和葡萄糖,保证脑细胞良好的工作状态。脑力工作者经常过度用脑,这就像一根皮筋长期处于紧绷的状态。一般人因此需要更多的氧气和葡萄糖提高用脑效率,对他们而言,运动就显得更为重要了。

大脑保健食品 >

根据有关研究,对大脑生长发育有重要作用的物质主要有以下8种:脂肪、钙、维生素C、糖、蛋白质、B族维生素、维生素A、维生素E。所以,富含这8种

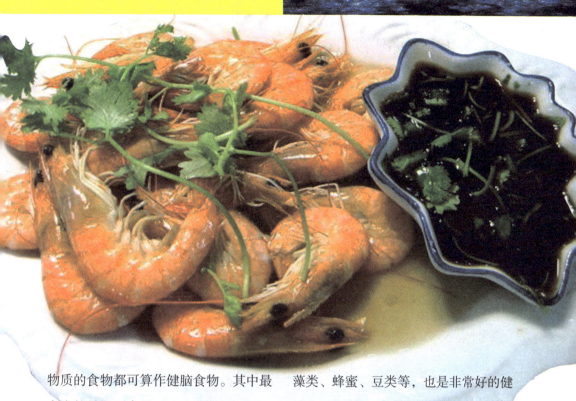

物质的食物都可算作健脑食物。其中最突出的是以下食品：

1.核桃。它富含不饱和脂肪酸，这种物质能使脑的结构物质完善，从而使人具有良好的脑力。所以人们都把它作为健脑食品的首选。

2.动物内脏。动物内脏不但营养丰富，其健脑作用也大大优于动物肉质本身。因为动物内脏比肉质含有更多的不饱和脂肪酸。

3.红糖。红糖中所含的钙是糖类中最高的，同时它还含有少量的B族维生素，这些对大脑的发育很有利。

还有一些食物如豆芽、鱼虾类、海藻类、蜂蜜、豆类等，也是非常好的健脑食品。

常吃可以健脑的食物，可以让你更聪明。这些食物主要有：鱼头、猪肝、猪脑、瘦猪肉、牛肉、鸡肉、鸭肉、骨髓、海参等等。

多吃鱼头可以让小孩更聪明，是大家都知道的。这是因为鱼头含有蛋白质、氨基酸、维生素和大量微量元素，对补五脏、健脑益智有很好的效果。猪肝有养血补肝、健脑的功效。猪脑具有补脑、止头昏的效果。

图书在版编目（CIP）数据

大脑正能量 / 刘玉寒编著. -- 北京：现代出版社，2014.1（2024.12重印）
ISBN 978-7-5143-2100-5

Ⅰ.①大… Ⅱ.①刘… Ⅲ.①大脑 - 普及读物 Ⅳ.①R338.2-49

中国版本图书馆CIP数据核字(2014)第008556号

大脑正能量

作　　者	刘玉寒
责任编辑	王敬一
出版发行	现代出版社
地　　址	北京市朝阳区安外安华里 504 号
邮政编码	100011
电　　话	(010) 64267325
传　　真	(010) 64245264
电子邮箱	xiandai@cnpitc.com.cn
网　　址	www.modernpress.com.cn
印　　刷	唐山富达印务有限公司
开　　本	710×1000　1/16
印　　张	8
版　　次	2014年1月第1版　2024年12月第4次印刷
书　　号	ISBN 978-7-5143-2100-5
定　　价	57.00元